Laufen mit
mit Tigerfeeling
Für sie und ihn

Benita Cantieni

Laufen mit Tigerfeeling

Für sie und ihn

südwest

Inhaltsverzeichnis

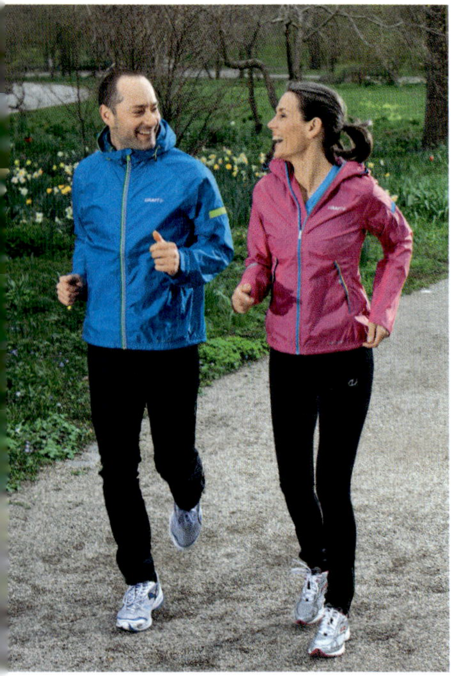

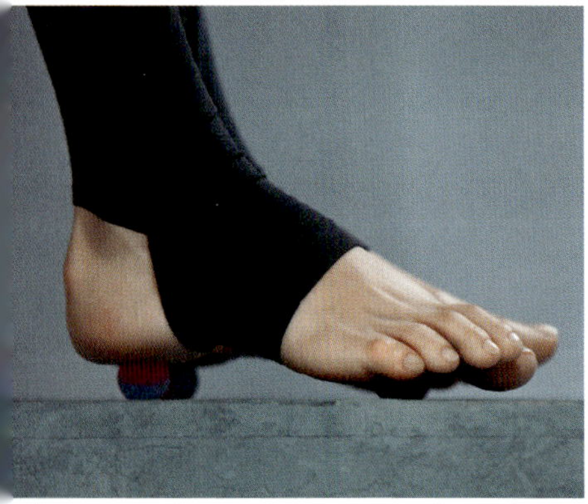

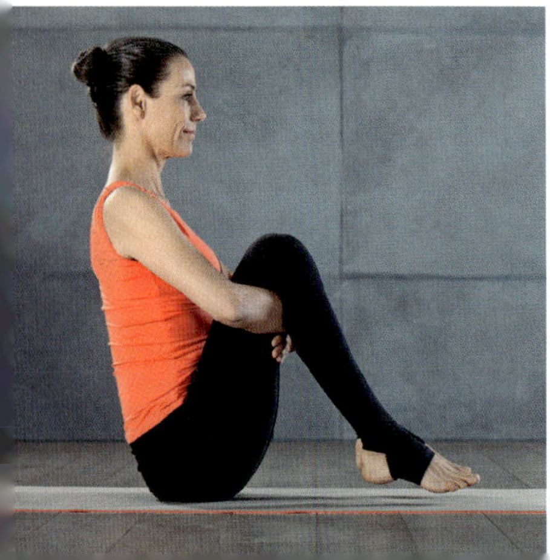

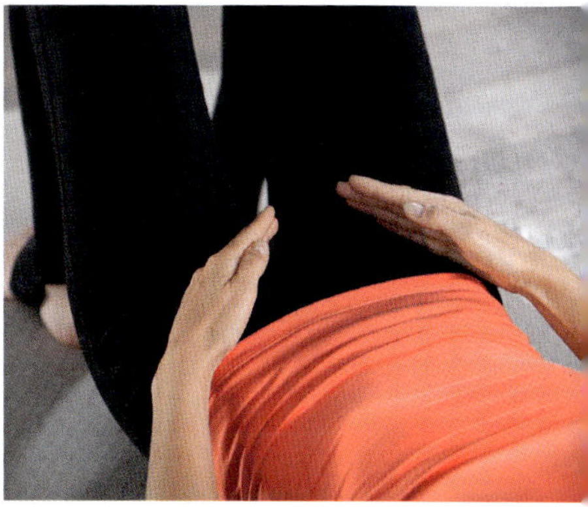

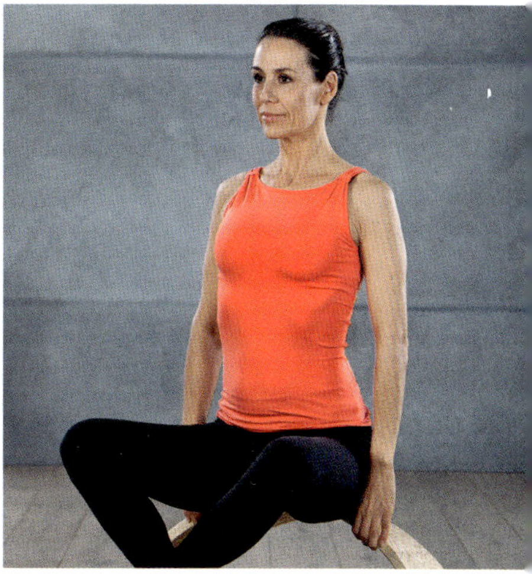

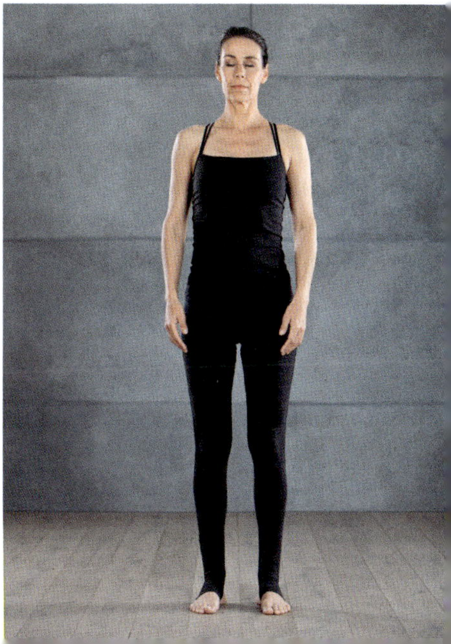

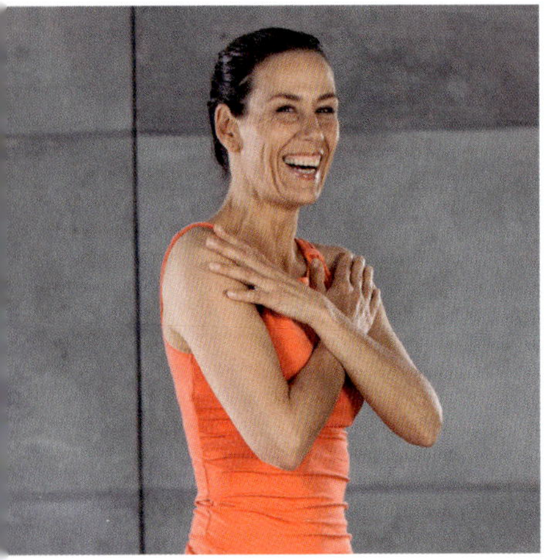

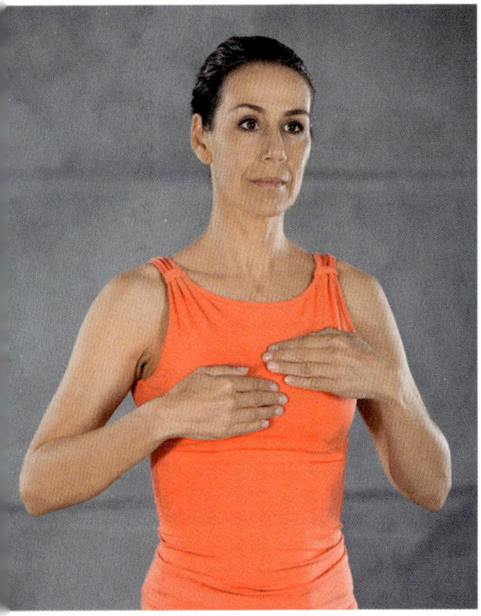

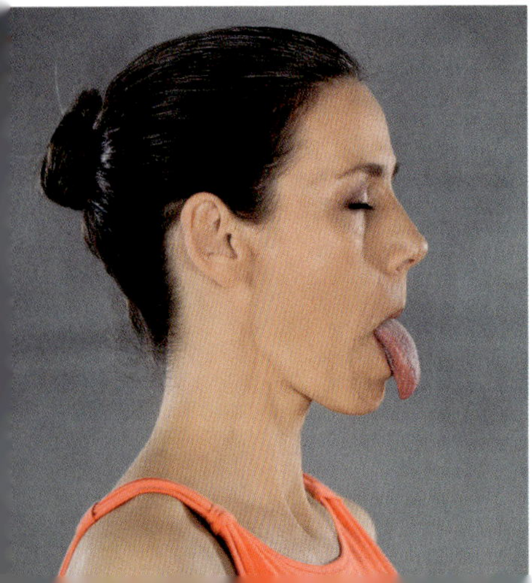

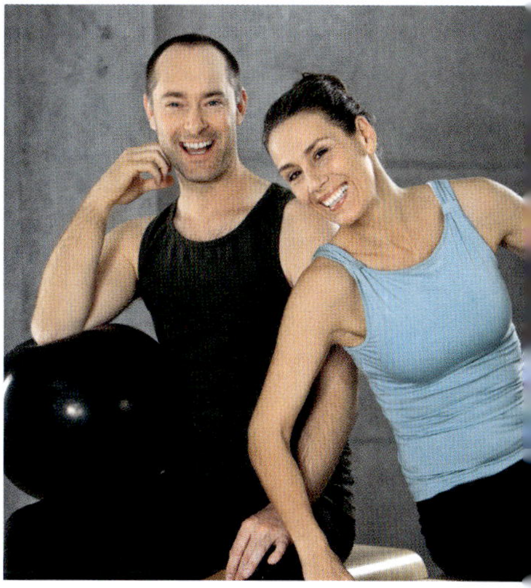

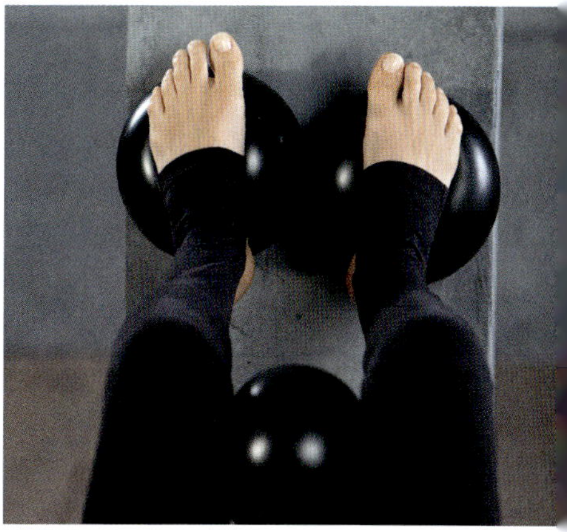

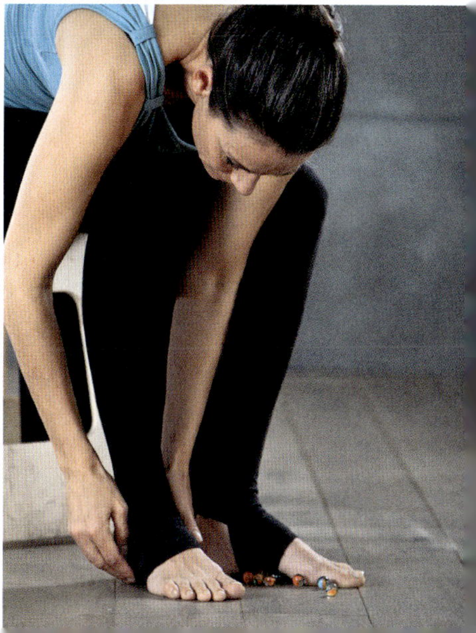

Aha-Erlebnisse

Laufen! Laufen? Macht mal. Für mich war das nichts. Viel zu anstrengend. Und die Luft reichte nicht für beides, für mich und das Laufen. So, wie die Läuferinnen und Läufer bei ihrem Sport aussahen, konnte es auch unmöglich Spaß machen. Verbissene keuchende Gesichter, manche schienen richtig zu leiden. Was musste die Cantieni jetzt auch noch in Laufen machen und diesen blöden Baustein kreieren! Um als Anbieterin der CANTIENICA®-Methode den Goldstatus, eine Art Meisterprüfung, zu erreichen, musste ich den Baustein CANTIENICA®-go! absolvieren. Ich dachte: »Diese vier Tage überstehe ich auch noch irgendwie.«

Und dann das: Ich. Kriege. Spaß. Am. Laufen. Laufen kann leicht sein, laufen kann Freude machen. Laufen fühlt sich ganz toll an. Diese Ausbildung hat für mich eine ganz neue Welt eröffnet. Ich habe durch das Laufen endlich zur vollkommenen Leichtigkeit gefunden. Laufend hat sich mein Rücken von den Schmerzen verabschiedet.

Ich habe die entscheidenden Worte von Benita heute noch im Ohr: »Anu, was machst du da? Tu doch einfach mal nichts mehr!« Dieses Motto war und ist für mich der Schlüssel zum Leichtlaufen. Nichts mehr tun. Einfach der Laufnatur folgen, die im Körper ist. Ich weiß, es ist schwer vorstellbar für Menschen, die sich mit dem Laufen abmühten: Es ist unvorstellbar einfach und leicht.

Früher drückte ich mich um jeden Spaziergang. Jetzt ist Bewegung ein Bedürfnis, ein regelmäßiges, natürliches, willkommenes Bedürfnis. Meine vier Hunde, die alle zu sogenannt »faulen Rassen« zählen, haben sich durch mich und meine Bewegungsfreude anstecken lassen, und wir sind am Wochenende begeistert in der Natur. Ich denke auch, dass ich mich mit einem wirklich glücklichen Gesicht bewege. In diesem Sinne wünsche ich Ihnen, dass dieses Buch auch für Sie die Magie entfaltet.

Anu Althaus, Fällanden/Schweiz
CANTIENICA®-Instruktorin,
www.cantienica-faellanden.ch

Im Jahre 1999 lernte ich die noch relativ unbekannte CANTIENICA®-Methode über die Publikation »Tigerfeeling« von Benita Cantieni kennen. Ich konnte mir damals nicht vorstellen, welche für mich geradezu revolutionären und bahnbrechenden Forschungsergebnisse in Theorie und Praxis in dieser Methode stecken.

Ein paar Jahre später entschied ich mich zur ersten Diplomausbildung und musste mich als Physiotherapeut erst einmal auf »das neue System« einlassen. Die ersten Ausbildungen mit Benita Cantieni und ihren Kolleginnen entwickelten sich zu einer Serie von Aha-Erlebnissen. Der Höhepunkt war meine Sicherheit, dass ich durch den Gebrauch der Beckenbodenmuskulatur ein Verbindungsglied gefunden hatte, das mir bisher gefehlt hatte. Endlich eine Möglichkeit, mein durch Unfälle verlorenes Wohlbefinden in Sport und Alltag wiederherzustellen.

Der neue Weg des Fliehkraftlaufens fand Schritt für Schritt Einzug in meine Alltagspraxis. Die Reichweite der sich daraus ergebenden Möglichkeiten war mir klar. Ich wusste, diese Arbeit würde mich in den kommenden Jahren in neue Dimensionen therapeutischen Schaffens führen. So ist es. Die CANTIENICA®-Methode hat ihren festen Platz in meiner physiotherapeutischen Praxis. Die CANTIENICA®-Methode ist für Laien verständlich und sofort umsetzbar. Wer sich auf die innere Körperlogik einlässt, bringt die Leichtigkeit in die Bewegung zurück. In meiner Praxis finden Patient/innen die Freude am Laufen, für die es undenkbar schien, je wieder schmerzfrei unterwegs zu sein. Der Begriff wird zuweilen strapaziert, doch Benita Cantienis Methode ist eine »ganzheitliche Methode«, die den gesamten Körper bis in seine innerste Struktur vernetzt und als Gesamtbild neu belebt.

»Laufen mit Tigerfeeling« ist nicht das Ergebnis einer vollendeten Forschungsarbeit, sondern viel mehr ein Zwischenbericht einer sich stetig weiter entwickelnden Methode. Und es ist zugleich eine Einladung, sich einzulassen auf das Abenteuer, den eigenen Körper in völlig neuen Dimensionen wahrzunehmen.

Karlheinz Grübel, Lindau Physiotherapeut und CANTIENICA®-Praktizierender, www.cantienica-lindau.ch

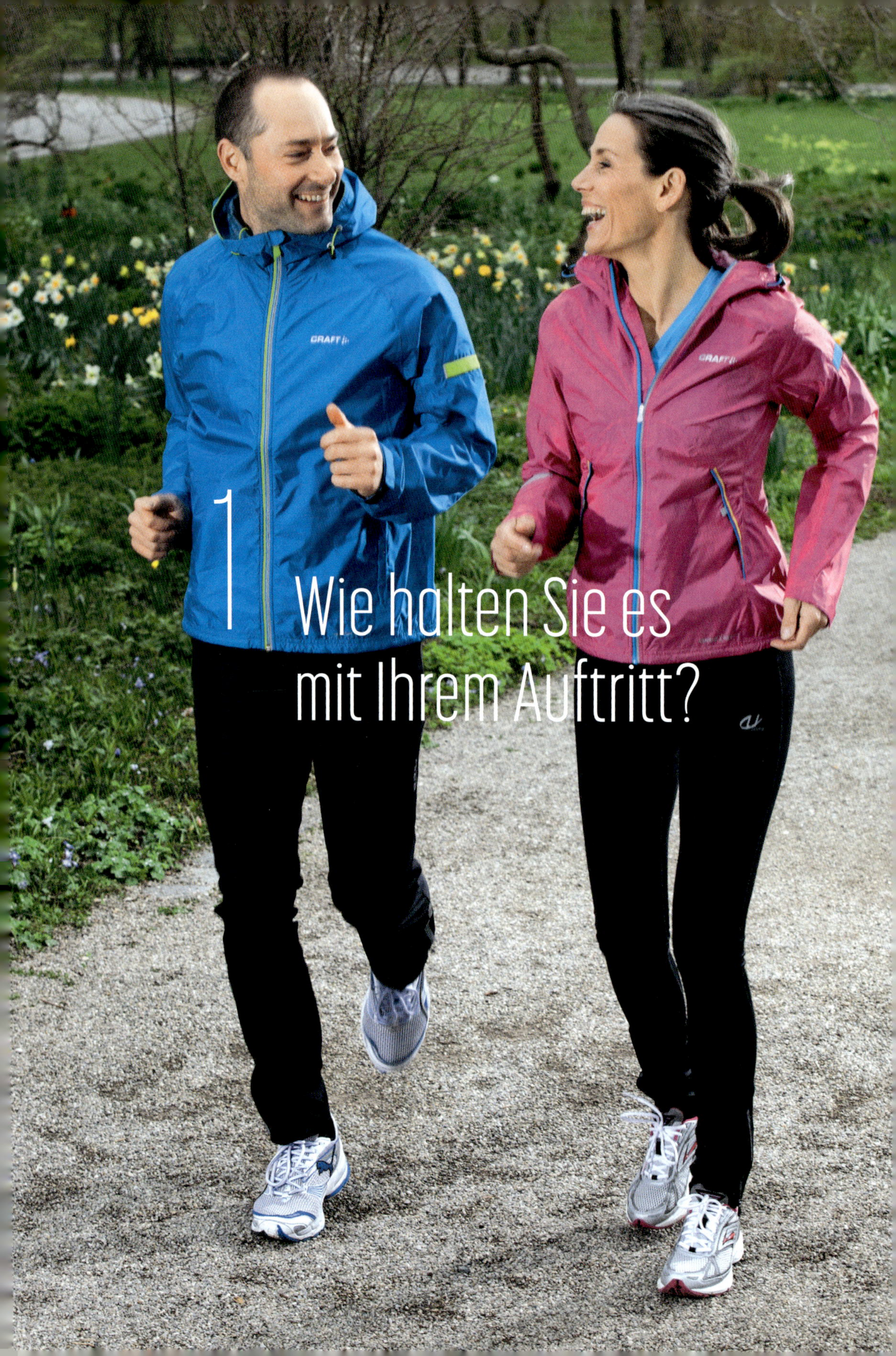

1 Wie halten Sie es mit Ihrem Auftritt?

Ich falle mit der Türe ins Haus und stelle Ihnen gleich die für dieses Buch zentrale Frage: Was haben Sie für eine Gangart? Sind Sie von weitem zu hören? Mit einem richtigen Charakterschritt?

Tock. Tock. Päng. Päng. Bum. Bum.

Oder sind Sie Leisetreterin, Leisetreter?

Je lauter Ihre Schritte, umso mehr belasten Sie in Bewegung Ihre Gelenke. Im Durchschnitt belasten Erwachsene ihre Füße bei jedem Schritt mit 150 bis 250 Prozent ihres Eigengewichts. Manche Menschen mit besonders eigenwilligem, bewusst kraftvollem Auftritt, meist sind es die zierlichsten Frauen, sollen es gar bis auf das 4,5-Fache bringen.

Beispiel 1: Sie sind ein Mann und wiegen 80 Kilo. Sie sind ein harter Fersengänger und machen gerne große Schritte. Also donnern bei jedem Schritt mindestens 120 und maximal 360 Kilo auf Ihre Fersenbeine, Sprunggelenke, Knie.
Beispiel 2: Sie sind eine Frau, wiegen 60 Kilo und treten gerne selbstbewusst auf. Im besten Fall belasten Sie Ihre Knochen mit 90 Kilo, im schlimmsten Fall mit 270 Kilo.
Ich? Ich wiege (zurzeit) 58 Kilo und trage mein Gewicht an der aufgespannten Mittelachse. Ich bewege mich aus der Tiefenmuskulatur und belaste meine Fersen beim Auftreten mit maximal 30 Kilo. Maximal. Sie hören mein Kommen und Gehen nicht oder höchstens, wenn die Schuhe quietschen. Meine Fersen, Sprunggelenke, Knie, Hüftgelenke, Kreuzbeingelenke und Wirbel werden keinen Erschütterungen und Belastungen ausgesetzt. Denn ich bewege mich mit Tigerfeeling.

Ich möchte Ihnen mit diesem Buch zeigen, wie Sie unbelastet und federleicht gehen, laufen, rennen, joggen, walken, spazieren und schreiten können. Bewegungsökonomie ist lautlos. Bewegungsökonomie ist schmerzfrei. Sie laufen, weil es gesund sein soll. Weil es immer und überall empfohlen wird. Weil es alle anderen auch machen. Weil man schließlich etwas machen muss. Das ist gut. Denn alle Studien kommen zum Schluss: Bewegung ist wichtig. Bewegung ist die Natur des Menschen. Bewegung soll vor Krebs schützen und vor Arterienverkalkung. Vor Stoffwechselstörungen und Depressionen.

Das wissen Sie alles, und Sie tun Ihr Bestes. Trotzdem: Nach dem Laufen haben Sie Schmerzen. In den Füßen. Oder in den Sprunggelenken. Oder den Knien, den Hüften, dem Rücken, den Schultern. Oder gleich überall. Es ist eine Qual, es macht keine Freude, und deshalb siegt meistens der arme innere Schweinhund, der einfach nicht mag. Der innere Schweinehund ist vielleicht

Ihr zweitbester Freund (die beste Freundin ist die Schwerkraft – wieso, erfahren Sie gleich). Er hindert Sie daran, sich die Gelenke kaputtzulaufen. Sich einen Bandscheibenschaden zu ergehen. Den Beckenboden und die Organe abzusenken. Gut sitzen ist zuweilen besser als schlecht laufen.

Die ungeschminkte Wahrheit ist: Wer nach dem Laufen Schmerzen hat, läuft nicht artgerecht. Die meisten Menschen suchen die Schuld für die Schmerzen in den Schuhen, im Gelände, im eigenen Gewicht, in der schlechten Kondition, in der falschen Technik. Und oft und immer wieder ist das Menschsein an sich schuld: das Aufrichten auf zwei Beine sei eben doch eine Fehlkonstruktion.

Ganz viele Menschen sind überzeugt, dass sie nur die eigene Leidensfähigkeit trainieren müssen, also mehr aushalten, härter trainieren, notfalls Schmerzmittel einwerfen. Und viele geben das Laufen ganz auf, steigen auf das Fahrrad um, gehen schwimmen, bis da andere Schmerzen auftauchen. Irgendwann fühlt man sich zu alt und lässt es ganz. Fatal. Ich erlebe gerade in meiner Umgebung, wie schnell die Menschen verfallen und zerfallen, die sich nicht mehr regelmäßig bewegen. Ich halte gute Bewegung, regelmäßige Bewegung für die wichtigste Maßnahme für gutes Altern. Regelmäßige Bewegung mit Qualität macht viele Nachlässigkeiten des Alltags wett, langes Sitzen, zu viel essen, zu wenig schlafen.

Betonung auf: gute Bewegung, Bewegung mit Qualität. Ein Körper, der Kraft und Geschmeidigkeit besitzt, der eine gute Grundwartung hat, der braucht Bewegung, verlangt sie, und zwar so selbstverständlich, wie er Hunger, Durst und Schlafbedarf anmeldet. So ein Körper wird im wahren Sinn des Wortes zum Selbstläufer.

Zu diesem Bewegungskörper möchte ich Sie begleiten. Ich habe für meine Behauptungen viele Beweise, und der stichhaltigste von allen bin ich selbst. Als Bewegungsmensch bin ich eine Spätzünderin. Ich verbrachte mehr als die Hälfte meines Lebens im Bewegungssparmodus, eigentlich bewegte ich mich auf dem existenziellen Minimum. Ich konnte nicht laufen. Ich schaffte es einfach nicht, eine längere Strecke in einem schnelleren Tempo so zurückzulegen, dass es Freude machte, das Wohlbefinden steigerte oder wenigstens gut aussah. Jeder Versuch endete in schmerzenden Gelenken, Rückenschmerzen, Herzrasen, Unwohlsein. Und so drückte ich mich um das Laufen. Ich hüpfte auf einem Trampolin herum, strampelte mich auf dem Ergometer ab oder schwamm mit der Eleganz eines Trampeltiers.

Fahrradfahren auf ebener Strecke und schwimmen im Meer waren die einzigen Bewegungsarten, die mir Spaß machten und relativ guttaten. Ich fand gute Gründe für meine Laufunfähigkeit. Zu klein und zu dick. Beine zu kurz und plump. Po zu groß. Rücken zu krumm (Skoliose). Gelenke zu eng gestellt. Falsch konstruiert halt.

Es widersprach mir nur ein einziger Mensch. Mit dem war ich sieben Jahre verheiratet. Er war Hochleistungssportler a. D. Fast zwei Meter groß, feingliedrig und athletisch. Er nahm mich mit ins Sportgeschäft und suchte mit mir Laufschuhe aus. Er schleppte mich in den Wald auf die Finnenbahn, in der Meinung, der weiche Untergrund erleichtere mir das Tun. »Du kannst das«, sagte der Mann, »schau, so geht's«. Und weg war er um die erste Kurve. »Ichkanndasichkanndasichkanndas …«, Seitenstechen. Zwischenhalt einlegen. »Ichkanndasichkanndasichkanndas …«, Atemnot. Zwischenhalt. »Ichkanndasichkanndasichkanndas …«, Herzrasen. Zwischenhalt. »Schatz, was machst du denn, komm, lauf, schau, so geht das …«. Der Mann überrundete mich gerade wieder einmal. Da half nur die Flucht in mein Asthma, ein Hustenanfall musste her.

Hinsetzen. Ausruhen. Zuschauen, wie dieser Mensch aus einer Anderwelt Runde um Runde lief. Und es offensichtlich auch noch genoss! Ich bemerkte auch eine schmerzende Blase an meinen Prinzessin-auf-der-Erbse-Füßen! Wie ich das Laufen hasste. Wissen Sie was? Heute laufe ich besser als der Kerl. Schöner. Lieber. Ich habe ihn überrundet. Er geht. Ich laufe. Doch war das nie mein Ziel. Es ergab sich einfach. Weil ich in meinem Kopf den Schalter fand, der mich vom Laufen abhielt.

Und das kam so. Ich war über 40 und körperlich ein Wrack. Zwar rauchte ich schon seit zehn Jahren nicht mehr, doch war ich kurzatmig und schwerfällig. Die Verkrümmung meines Rückens wurde immer schlimmer. Schmerzen begleiteten mich durch den Tag und raubten mir nachts den Schlaf. Das rechte Hüftgelenk war durch Arthrose geschädigt. Das rechte Kiefergelenk ebenso. Mein Becken stand schief. Mein Kopf stand schief. Das Asthma überfiel mich in dem unangenehmsten Situationen, mitten in Interviews und Vorträgen (ich war Journalistin und Dozentin).

Eine Reihe von Zufällen, die mir wohl zufallen mussten, brachte mich dazu, meinen Körper zu erkunden. Ich vereinfache die Geschichte: Ich fand heraus, dass ich meinen Körper bis dahin von außen betrachtet hatte. Alle Therapien, die ich befolgt hatte, waren Versuche, meinen Körper von außen zu reparieren. Ich entdeckte tief im Körperinneren »neue« Muskeln, mit denen sich die Wirbelsäule begradigen ließ. Ich lernte, wie ich im Körperinneren Zwischenstockwerke aus Muskeln aufbauen konnte, mit der Muskulatur des Beckenbodens und des Zwerchfells. Ich fand heraus, wie sich die Beckenknochen mobilisieren und die Gelenke in eine Anordnung bringen ließen, in denen kein Gelenkteil am anderen rieb. Die Skoliose begradigte sich, die Arthrosen bildeten sich zurück, die Gelenke reparierten sich selbst. Durch bewusstes Verändern und Verlängern von Knochen (Schlüsselbeine, Brustbein, Schulterblätter, Rippen) wurde ich mein Asthma los. Ich war von meinen Entdeckungen begeistert. Ich entwickelte daraus eine Trainings und Therapiemethode, schrieb Bücher, entwarf ein ausgeklügeltes Ausbildungskonzept und – lief nicht.

Alle liefen. Nur ich nicht.

»Laufpäpste« boomten. Laufbücher boomten. Eines Tages sagte eine Klientin nach einer Trainingslektion: »Frau Cantieni, können Sie mir bitte sagen, wie ich mit meinem neuen Körper laufen soll? Es klappt nicht mit dem Vorfußlaufen, meine Füße schmerzen, es klappt nicht in den Spezialschuhen, meine Knie schmerzen. Ich habe Seitenstechen und werde sehr schnell kurzatmig.« Als hätten sie nur darauf gewartet, dass jemand die Frage stellt, umringte mich die ganze Gruppe: »Ja, das wollen wir jetzt von Ihnen wissen.«

Die Leute hatten Recht. Ich behauptete, die Natur des Menschen sei Leichtigkeit, nicht Erdenschwere. Jeder einigermaßen gesunde Mensch könne sich so aufrichten, dass alle Knochen und Gelenke in Harmonie zueinanderstehen, sich gegenseitig unterstützen. In dieser Ordnung des eigenen Bauplanes sei beschwerdefreie, elegante Bewegung möglich, unterstützt von der Kraft der vernetzten Muskulatur und der Geschmeidigkeit elastischer Sehnen.

Das behauptete ich. Wenn meine Körpertheorie stimmte, dann musste ich laufen können. Dann musste jeder Mensch laufen können. Leicht und schmerzfrei. Ohne Technik. Ganz natürlich. Schließlich ist laufen unsere Natur. Jahrtausende waren wir Menschen unterwegs. Von Unterstand zu Unterstand. Von Futterplatz zu Futterplatz. Wir liefen dem Essen nach und dem Wetter davon. Wir entwickelten uns laufend. Wir eroberten die Welt laufend.

Die Knochenintelligenz wecken

Ich musste herausfinden, wie schmerzfreies Laufen geht, ich musste den Interessierten sagen können, wie es geht. Das Thema nistete sich im Gehirn ein – und wartete auf die Inspiration. Ich beobachtete Läufer und Läuferinnen. In Zürich. Am See, im Wald, auf dem

Asphalt. In München. Im Englischen Garten, an der Isar, in den Isarauen. An den Osterseen. In Berlin im Tierpark. Bei mir in Küsnacht im Wald. Alle Beobachteten »machten« die Bewegung. Angestrengt warfen sie die Beine vor und wuchteten den Körper nach. Viele zogen die Schultern hoch und hielten den Oberkörper ganz steif.

Manche hatten die Gesäßbacken so hart angespannt, dass es vom Zusehen wehtat. Die meisten machten große Bewegungen, auf beim Abstoßen, ab beim Landen, hin und her von einer Körperseite zur andern. Einige ruderten mit den Armen, als seien sie am Ertrinken, andere hielten die Arme und den Oberkörper vollkommen steif. Füße einwärts, Füße auswärts, Füße seitlich. O-Beinige traktierten ihre Knie, dass es beim Zusehen schon schmerzte. X-beinige Frauen kamen sich mit den eigenen Beinen und Füßen dauernd in den Weg. Fast alle Läufer atmeten schwer, Stoßatem, Pressatem, Keuchen. Hochrote Köpfe und hängende Mundwinkel. Nein, schön war es nicht, dieses Laufen. Es musste andere Möglichkeiten geben.

Und dann kam sie, die Inspiration. Aus heiterem Himmel. Buchstäblich. Ich war auf einer Reise in Afrika. Frühmorgens unterwegs in den Ngorongorokrater in Tansania. In weiter Ferne unter einer Akazie ein Elefantenbulle mit seinem Jungen in der schwachen Morgensonne. Ein Meer von Flamingos über einem Teich. Zerzauste Löwen am Wegrand. Und Massai barfuß unterwegs.

Die Schönheit dieser Massai berührte mich. Hochgewachsen und feingliedrig. Mit langen, schlanken Beinen und Armen. Doch etwas anderes ergriff meine Aufmerksamkeit: ihr Gang. Da war kein Auf und Ab zwischen den Schritten, der Kopf war immer gleich hoch. Da war kein Hin und Her von einem Bein auf das andere. Die Körper schwebten irgendwie an einer Mitte. Diese Mitte wurde gehalten durch Beckenbewegungen, die ich so noch nie beobachtet hatte: Das linke Becken und das rechte Becken bewegten sich unabhängig voneinander, und zwar vertikal. Die Füße – die wurden nicht vom Körper nach unten gedrückt. Die gingen vor dem Körper her. Frei und leicht. Wie Sondiergeräte, die das Terrain abtasten, ausweichen, wenn ein Hindernis auftaucht. Die Geher und Geherinnen traten leicht mitten auf der Ferse auf, der Mittelfuß war hoch und unbeschwert, die Bewegung übertrug sich auf den Vorfuß, die Zehen stießen ab. Zwei junge Männer hatten Zehensandalen aus Leder und Gummi an den Füßen und machten es genauso wie die Barfußgeher. Der Elefantenbulle und das Junge liefen durch die Steppe zum Wald am Hang. Ein atemberaubendes Bild. Und doch konnte ich meine Augen nicht von den Menschen wenden, bis sie am afrikanischen Horizont verschwunden waren.

Für mich war an diesem Morgen klar geworden: Es gab offensichtlich zwei Schwerkräfte. Eine, die mich klein und schwer machte. Und eine, die diesen Massai Eleganz und Leichtigkeit ermöglichte. Die wollte ich auch – und zog für mich den Schluss: Im Außen gibt es nur eine Schwerkraft. Also musste meine eigene, schwere Schwerkraft woanders sein: in meinem Kopf.

Am Abend stellte ich mich auf die Auffahrt zur Lodge, eine andere Möglichkeit zum Laufen gab es nicht, wollte ich nicht zum Löwenfraß werden. Ich stellte mich auf den Weg, spannte mich auf und dachte: »Vom Boden weg, vom Boden weg.« Der rechte Fuß trat ganz leicht auf, Ferse zu Großzehgrundgelenk, und schon war er wieder weg, der linke Fuß trat ganz leicht auf, bereit zum Abstoßen, und ich wurde bei jedem Schritt leichter. In der Nacht lief ich auf der Veranda hin und her, meine Schritte waren auf dem Holzboden nicht zu hören. Es gab auch keine Erschütterungen.

Als wir alle kleine Massai waren

So entdeckte ich es, das Leichtlaufen à la Massai. Seither ringe ich um Worte und Erklärungen und bin – begeisterte Läuferin. Laufen macht mich glücklich, hält mein Herz gesund, erfreut meinen Körper, es hält mich, zusammen mit dem konsequenten Training der Knochen und Muskeln, fit und einigermaßen schlank.

Wieder in der Schweiz begann die Pilotphase mit meinen engen Mitarbeiterinnen und mit interessierten Studiokund*innen. Das Prinzip funktionierte. Bei allen. Nun interessierte mich natürlich, ob das zu messbaren Unterschieden führte, was wir da anders machten. Nach ungefähr einem halben Jahr fand ich ein Institut für Biomechanik, das bereit war, gegen Honorar entsprechende Messungen durchzuführen. Und siehe da, die leichteste Läuferin trat mit knapp 45 Prozent ihres Eigengewichtes auf, die schwerste der Gruppe mit 56 Prozent. Der Rest des Gewichtes »steht« in Raum und Zeit. Meine Idee hatte sich bestätigt: Wer in jeder Phase der Bewegung aufgespannt ist und aufgespannt bleibt, bewegt sich ohne Belastung. Die Wirbelsäule muss keine Stöße dämpfen, die Gelenkspalte der Sprunggelenke, Knie, Hüftgelenke, Wirbel, Schultern bleiben offen. So ist Laufen einfach nur gesund und macht Spaß. Inzwischen ist Lauftraining in CANTIENICA® Körper in Evolution etabliert. Die Zahl der Anbieter*innen steigt kontinuierlich, und unter den Menschen mit Gelenkproblemen spricht es sich herum: Leichtlaufen ist lernbar! Selbstredend, dass die Prinzipien für gutes Laufen auch auf das Gehen, Spazieren, Walken, Trippeln, Sprinten, Tanzen, Radfahren und auch auf Schwimmen angewendet werden können.

Einschub: Der Institutsleiter war von den Resultaten begeistert. Er informierte den Direktor der Hochschule. Dieser verlangte kein Honorar, jedoch die Zusicherung, dass ich die Versuchsreihe nicht veröffentliche, denn so etwas könne nicht sein. Ich hörte später, es seien vom Institut Sportmediziner angefragt worden, um den Versuch nachzustellen, doch habe es nicht geklappt. Natürlich, denn denen sagte niemand, also ich nicht, wie's geht. Das als Episode am Rande aus dem Leben einer Frau, Quereinsteigerin, Autodidaktin, die an anatomischen Glaubenssätzen rüttelt. Die Unterlagen habe ich noch, ich kann sie jederzeit herzeigen, falls Sie Ingenieur sind oder Statiker oder Biomechaniker, und die Auswertung sehen möchten.

Ich hatte schon die perfekt gehaltene Wirbelsäule den Neugeborenen abgeschaut: Orgelpfeifengerade und aufgespannt1). Wenn Kleinkindern etwas nicht passt, stoßen sie sich ab, suchen Widerstand, machen sich lang. Hunger, Abwehr, Protest, auch Freude, Aufregung: Die Füße nach unten, Kopf hoch. Total aufgespannt. Selbst im Schlaf dehnen sich Babys scheinbar grundlos, einfach um des Dehnens willen.

Also, Kinder beobachten. Wie machen die das, wenn sie sich auf zwei Beine aufrichten und loslaufen? Sie machen es wie die Massai. Aufgespannt. Das Füßchen federleicht, rollt irgendwie von Ferse zu Zehen und ist schon wieder in der Luft. Beine und Oberkörper und Arme bilden eine Einheit, alles ist gleichmäßig an der Bewegung beteiligt. Die Beine und der Rumpf bewegen sich gemeinsam, vernetzt, harmonisch. Und wenn der kleine Körper in Fahrt kommt, ist er nicht mehr zu bremsen. Wir waren alle einmal kleine Massai. Wir können alle wieder Leichtläufer werden. Wir müssen dafür nur einen Schalter im Kopf umlegen: von Schwerkraft zu Leichtkraft. Kinder wachsen in der Schwerkraft heran. Die Schwerkraft gibt uns den Widerstand, den wir für das Wachstum unserer Knochen, Muskeln, Sehnen brauchen. Die Schwerkraft ist die wichtigste Partnerin für den gesunden Bewegungskörper. Der Mensch und die Schwerkraft sind auf Gedeih miteinander verbunden. Wir wissen es aus den Erfahrungen der Raumfahrt mit Weltallreisenden: Fehlt die Schwerkraft, verkümmern Muskeln sehr schnell, die Knochen werden brüchig.

Eines Tages ist das Kind ausgewachsen. Und ab diesem Tag, so will es der allgemein akzeptierte Irrglaube, ab diesem Tag wird die Schwerkraft zum größten Feind, der die Knochen schrumpfen lässt, die Gelenke krank macht, die Muskeln zum Verkümmern bringt und Falten ins Gesicht zeichnet.

Es ist zu einem Glaubenssatz, zu einem Gesetz geworden: Die Schwerkraft macht uns nieder, sie macht uns klein. Sie lässt uns schrumpfen – da kann man nichts machen … Und wenn alle davon überzeugt wären, es würde dadurch nicht wahr: Die Welt war auch nie eine Scheibe, auch wenn das bis ins hohe Mittelalter hinein die meisten Menschen glaubten. Ich heftete mich an die Fersen der Kleinkinder und machte, was sie machten, und siehe da, es fühlte sich genauso an wie der Lauf der Massai. Die Kinder laufen vom Boden weg. Sie konzentrieren sich auf das Abheben. Auf den Raum. Auf das Vorwärtskommen.

Und Erwachsene? Erwachsene laufen erdenschwer, landen schwer und hieven den ganzen schweren Körper in die Luft. Erwachsene machen den Schritt, Kleinkinder lassen ihn zu. Erwachsene müssen bei jedem Schritt den Boden unter ihren Füßen von ihrer Existenz überzeugen. Kleinkinder wollen den Raum erobern. Kleinkinder laufen bergab und bergauf genauso aufgespannt wie ebenerdig. Das ist eigentlich schon alles: Laufen Sie vom Boden weg, laufen Sie immer vollkommen aufgespannt und laufen Sie immer im rechten Winkel zum Boden.

Von Männern höre ich manchmal, dass sich mit diesen drei Grundsätzen ihr Laufen vollkommen verändert habe. Gehören Sie zu diesen Naturtalenten? Dann können Sie jetzt theoretisch das Buch zuklappen und loslaufen. Die weltbesten Übungen für Ihre Bewegungsnatur verpassen Sie zwar, doch kann Ihnen nicht viel passieren.

Frauen tun sich meist schwerer mit der neuen Leichtigkeit. Ich vermute, dass wir uns durch die Schuhmoden noch weiter von unseren Körper entfernt haben als die Männer. Wer den Alltag auf hohen Absätzen absolviert, hat zwar meine Bewunderung für die eigene Leidensfähigkeit, doch ein Gefühl für den Zustand und die Funktion eines gesunden Fußes hat diese Frau nicht. Ich sehe in meiner Arbeit viele kaputte Füße von High-Heels-Trägerinnen, das grenzt schon an vorsätzliche Selbstverstümmelung. Ich war in meinen jungen Jahren selbst Stöckelträgerin, weiß also, wovon ich rede …

Haben sich zwischen Ihr Laufen als Kleinkind und Ihr Laufen als erwachsener Mensch viele Konzepte, Theorien, Techniken, Methoden und Schuhabsätze geschoben, braucht es wahrscheinlich ein bisschen mehr, um die Leichtkraft der ersten beiden Lebensjahre wieder zu finden.

Ihr Körper ist zum Laufen gemacht

Es ist wie mit anspruchsvollen Computerprogrammen. Beispiel Microsoft Word 16.80, in dem ich dieses Buch gerade schreibe: Egal, wie viel ich davon verwende und lerne und ausprobiere, ich habe das Gefühl, maximal 10 Prozent der Möglichkeiten zu nutzen, die das Programm mir bietet. So halten Sie es mit Ihrem Körper. Vielleicht nutzen Sie da nicht bloß 10 Prozent, doch 100 sind es bestimmt nicht. Wenn ich mich so umsehe, scheint es mir, als ob viele Menschen ab dem zwanzigsten Lebensjahr pro Dekade 10 Prozent ihrer Körperkompetenz abgeben. Mit 50 Jahren sind noch maximal 70 Prozent

der Beweglichkeit, Kraft und Reibungslosigkeit vorhanden, mit 80 Jahren sind es im sehr guten Fall noch 40 Prozent, denn bei den meisten Menschen beschleunigt sich der Abbauprozess im Alter. Der Körper als Abschreibemodell – wie ein PKW oder ein TV-Gerät. Einmal angeschafft, verliert er an Wert. Das Gegenteil ist wahr. Und weil das so wichtig ist, noch einmal zum Mitschreiben: Das Gegenteil ist wahr.

Je mehr und besser Sie Ihren Körper gebrauchen, umso reibungsloser funktioniert er. Ich darf noch einmal den Beweis hernehmen, der mir am nächsten ist: Ich wurde mit 47 zum Kleinkind, jetzt, mit 73, habe ich den beweglichsten, kräftigsten, gesündesten Bewegungskörper, den ich je hatte. Und ich bin noch nicht fertig mit ihm. Schöpfte ich mit 25 Jahren wahrscheinlich nur 30 Prozent seiner Möglichkeiten aus, so bin ich jetzt bei 90 Prozent, und ich werde, wenn mir nicht vorher der berüchtigte Blumentopf auf den Kopf fällt, weitermachen, bis ich 100 Prozent der Fähigkeiten auskosten kann, und wenn ich dafür 100 werden muss.

Fazit: Die Konstruktion unseres Körpers ist perfekt, nur die Handhabung lässt zu wünschen übrig.

> **»Ich war heute so laufen, ich war gleich schnell wie vorher aber nicht mehr am Limit, mein alter Laufstil war totale Blockade, der Inhalt des Buchs ist vollkommen richtig.«**
> *stern28*

2 Lernen Sie Ihren Körper neu kennen – es gibt Bewegung und Bewegung

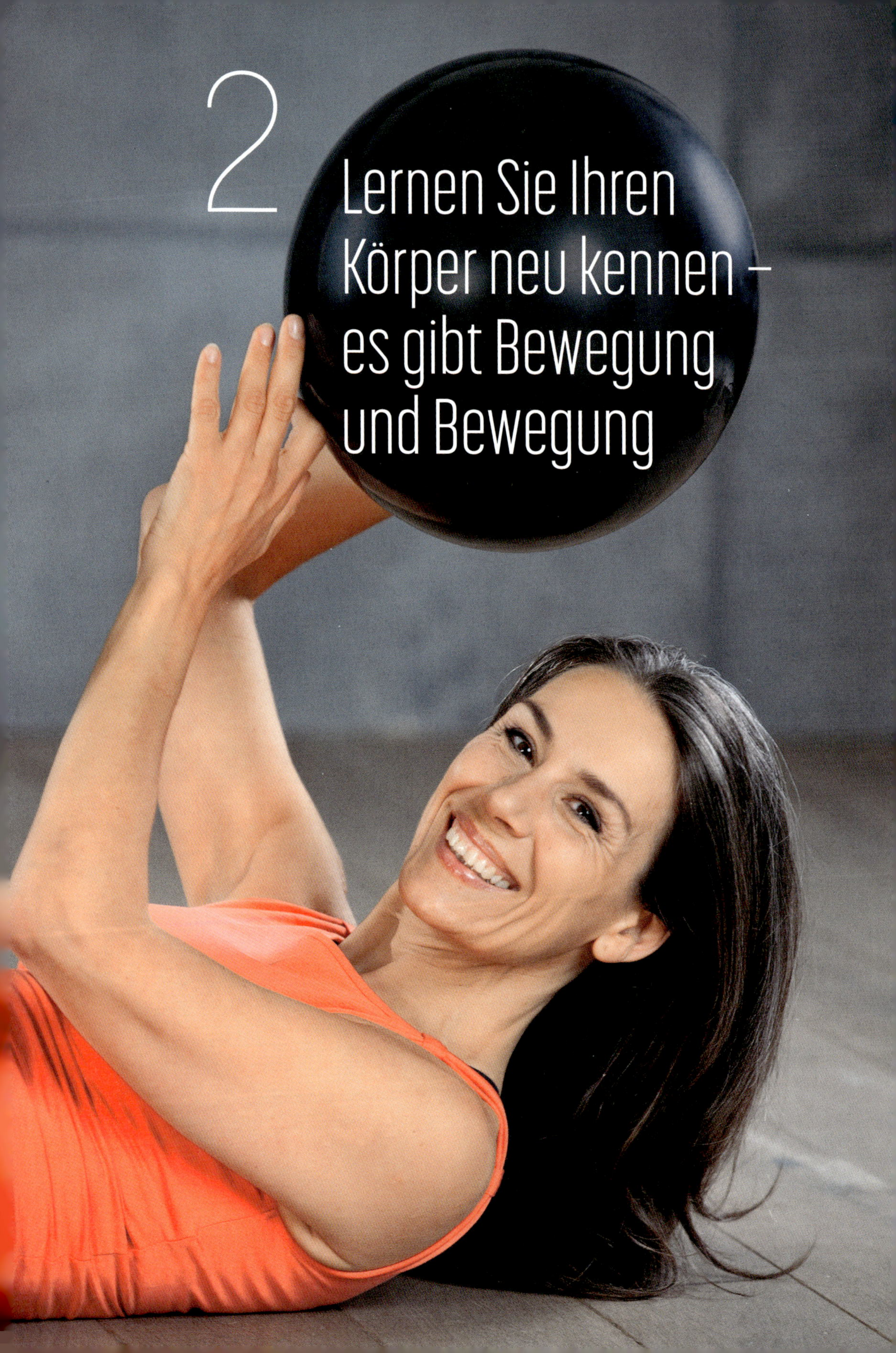

Haben Sie Lust, sich auf das Abenteuer Leichtlaufen einzulassen? Schön! Falls Sie mit einer supersmarten Sportuhr unterwegs sind: Für die Übergangszeit vom erdenschweren zum leichten Laufen müssen Sie sich vom Tracking trennen. Schritte zählen ist okay, Zeit und Distanz messen wird Sie beim Umlernen nur irritieren. Denn die Einübung der neuen Bewegungsqualität braucht Aufmerksamkeit. Für die meisten Menschen ist diese Aufmerksamkeit bei der Umstellung an Langsamkeit gekoppelt.

Auch von Superspeziallaufschuhen müssen Sie sich trennen. Denn die Chance ist groß, dass diese Ihnen die häufigsten Fußdeformationen nachgerade aufzwingen. Die meisten Laufschuhe zwingen Ihre Zehen nach oben, was wiederum das wichtige Quergewölbe flach drückt. Erhöhte oder abgesenkte Fersen verändern Ihre Haltung, Sie können die perfekte Mittelachse exakt über den Fersengar nicht aus- und aufrichten. Kaufen Sie sich für den Übergang die günstigsten und einfachsten Laufschuhe, die Sie finden können.

Ich laufe mich heute noch langsam ein, bringe jedes Gelenk in die harmonische Ausrichtung und steigere mich erst, wenn das Getriebe wie geschmiert läuft. Ab da werde ich immer schneller. Am liebsten mache ich sogenanntes Intervalltraining, zehn Minuten langsam laufen, mit Vorliebe steil bergauf, drei Minuten Sprint einlegen, zehn Minuten wieder langsam laufen, fünf Minuten schnell laufen, zehn Minuten langsam. In diesem Rhythmus werden auch die Langsamphasen immer schneller. Und es macht Spaß – 60, 90 oder 120 Minuten lang, je nach Zeit und Tagesform. Ich habe das Glück, gleich hinter dem Haus in ausgedehnte Wälder am Hang zu fallen, ich kann wählen zwischen leichter und steiler Steigung; steile Treppen, zum Teil mit Hunderten von Stufen, führen zu kleinen und großen Schluchten. Dieses Auf und Ab, also das, was ich bis zum Alter von 47 fürchtete wie der Surfer den Hai, macht mir heute richtig viel Spaß.

Bevor Sie die Qualitätsbewegung im freien Gelände ausüben können, sind ein paar Übungen angesagt. Sie können nicht einfach losrennen, sondern müssen Ihre Knochen und Gelenke erst einmal kennenlernen. Und je weiter Sie sich von Ihrer Kleinkindkreatur entfernt haben, umso mehr Knochentheorie ist wahrscheinlich notwendig.

Körper, alle Körper aller Tiere, sind Kosmen, in denen alles mit allem verbunden ist. Der menschliche Körper ist ein besonders komplexer Kosmos, und die Verkettungen und Kettenreaktionen darin umso filigraner. Also freuen Sie sich darauf, nichts weniger als ein Wunder zu entdecken: sich selbst. Diese Vernetzung kann von jedem Teil des Körpers ausgehen: vom Becken, vom Brustkorb, vom höchsten Punkt am Kopf, von den Mittelfingerspitzen und von den Zehen aus. Ich fange hier unten an, bei den Füßen, und erkläre die Laufnatur von unten nach oben. Weil meine Methode immer den ganzen Körper einschließt, werden Sie die Aufspannung und die Ausrichtung der Knochen und Wirbel bei jeder Übung mittrainieren.

Ich kenne Sie wahrscheinlich nicht persönlich, habe also keine Ahnung, wo Sie Ihre blinden Flecken im Körper horten, in welchem Gelenk oder Knochen oder Muskel Sie Ihre Laufnatur blockieren. Daher meine Bitte an Sie: Machen Sie aus der nun folgenden »Laufanleitung« keine neue Doktrin. Probieren Sie die Übungen aus und lassen Sie Ihren Körper entscheiden, wie er zum Leichtlaufen findet. Wenn Ihnen die Schultern die größten Sorgen bereiten, fangen Sie bei den Schultern an und arbeiten sich von oben nach unten zu den Füßen. Ist der Ischiasnerv Ihr Plagegeist, steigen Sie beim Becken ein und arbeiten sich nach unten und nach oben.

Oder überlassen Sie sich einfach meinen Beschreibungen und Anweisungen ... Was nun folgt, ist das kleine vivatomische Einmaleins: alles, was Sie über Ihre Knochen und Gelenke wissen müssen, um sich die Leichtkraft zurückzuerobern.

Was Sie zum Üben brauchen

Für die Übungen brauchen Sie folgendes Zubehör:

- Einen möglichst einfachen Hocker ohne Lehne oder einen einfachen Stuhl mit gerader (ebener) Sitzfläche
- Einen Aufsatz, damit im Sitzen und beim Üben die Hüftpfannen ein wenig über den Kniekehlen stehen
- Eine Gymnastik- oder Yogamatte für die Übungen in Rückenlage
- Verschiedene Luftballone:
- einen maximal tennisballgroßen Ballon für den Hinterkopf bei Übungen in Rückenlage
- einen kokosnussgroßen Ballon für zwischen die Knie, falls Sie X- oder O-Beine machen
- zwei grapefruitgroße Luftballone für verschiedene Rotationsbewegungen
- einen groß aufgeblasenen Ballon
- Je zwei größere (maximal 2,5 bis 3 Zentimeter Durchmesser) und zwei kleine (1 bis 1,5 Zentimeter Durchmesser) Gummibällchen (Flummis)
- 20 Glasmurmeln

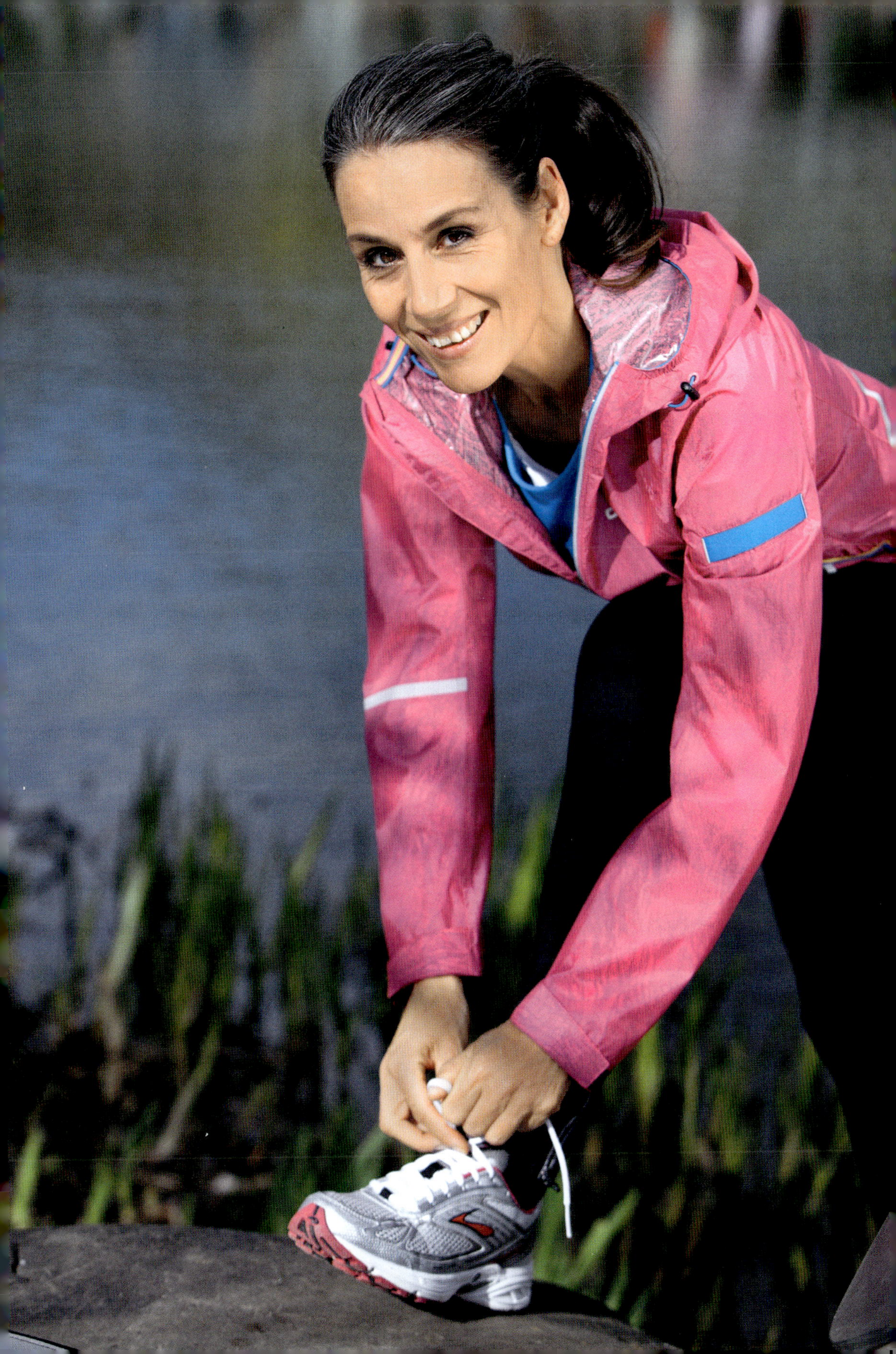

Der Fuß und seine Freiheit

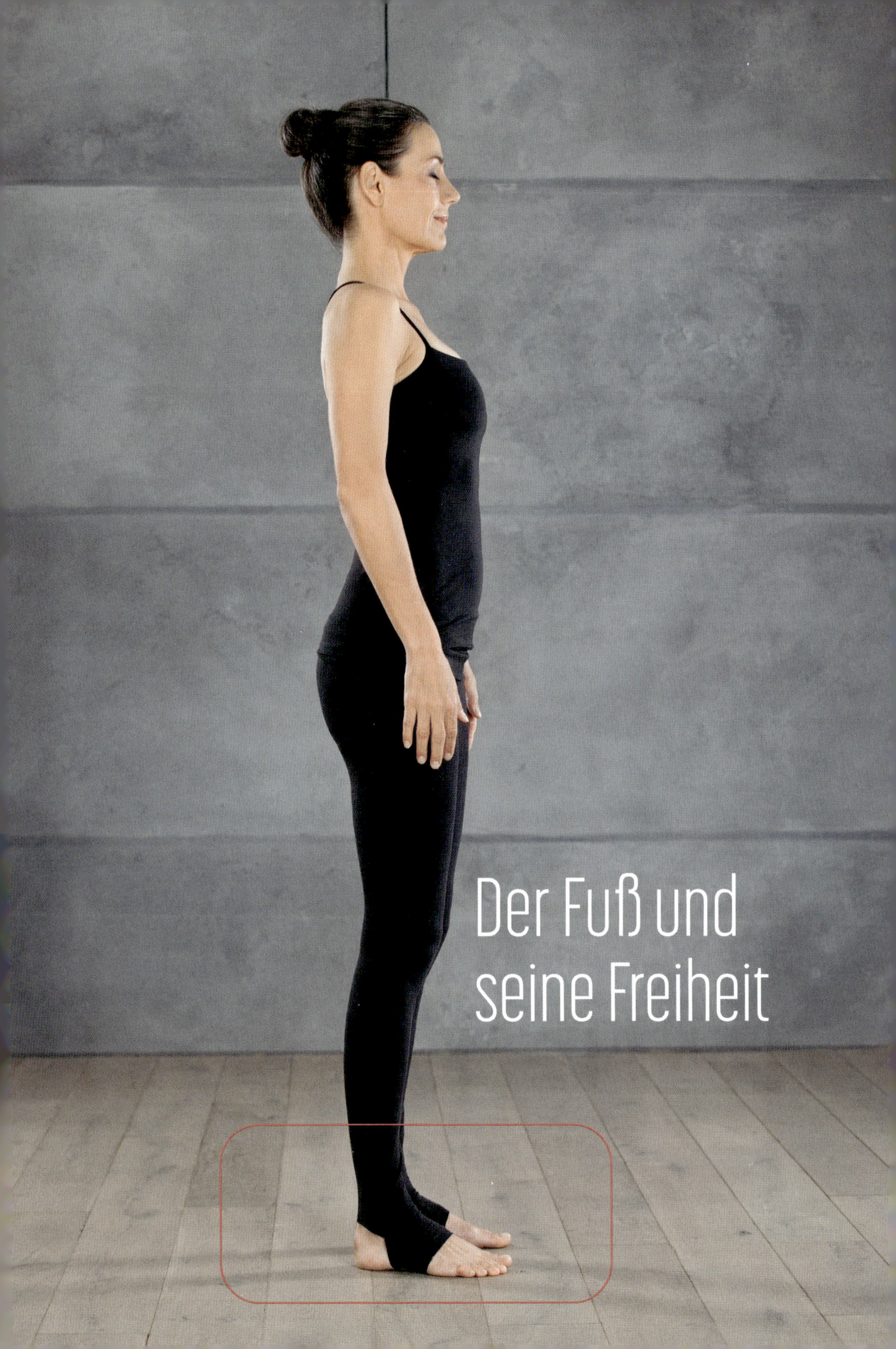

Der menschliche Fuß besitzt sieben Fußwurzelknochen, fünf Mittelfußknochen und vierzehn Zehenknochen, insgesamt sind das 26 Knochen. Sie bilden 30 Gelenke. Alle Knöchelchen sind durch eine fantastische Bänderkonstruktion miteinander verbunden. Auf diese geniale Architektur aus Knochen und Bändern kommen eine Schicht Muskeln, eine Schicht Sehnen, noch eine Schicht Muskeln und noch mehr Sehnen.

Bei den meisten Erwachsenen sind die Muskeln der Fußsohle verkümmert. Senkfuß, Spreizfuß, Plattfuß, Schwielen, Hornhaut, hervorstehende Knochen, Deformationen des Großzehengrundgelenks (Hallux valgus, Hallux

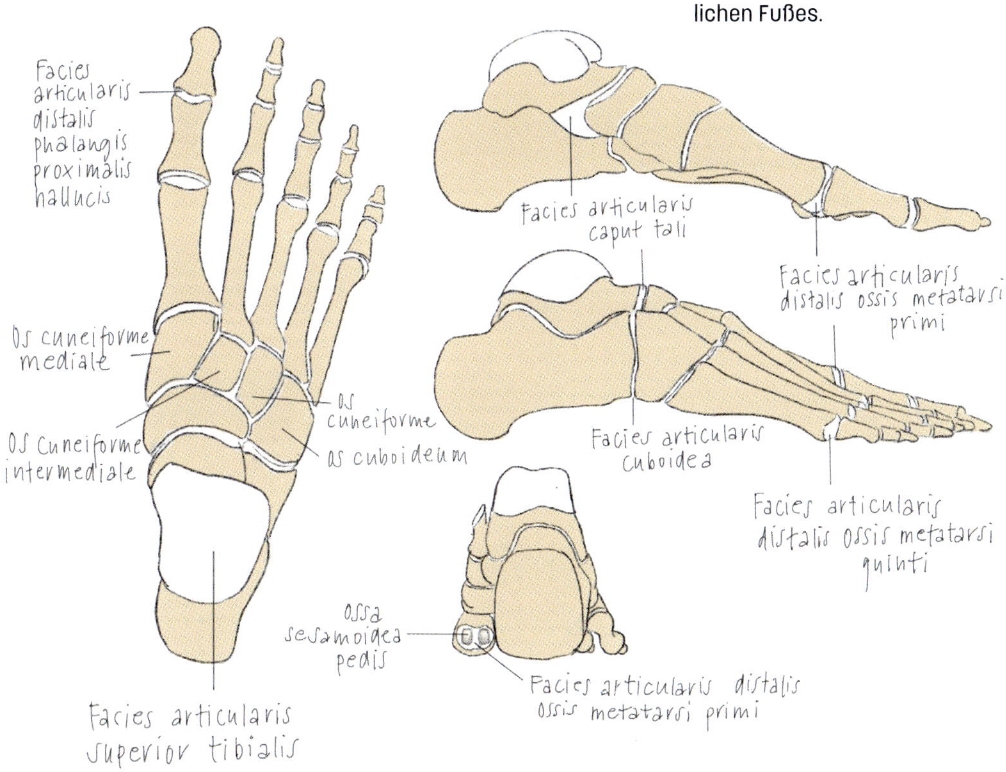

Die fantastische Knochenkonstruktion des menschlichen Fußes.

varus, Hallux rigidus) und verbogene Zehen sind sichere Anzeichen dieser Verkümmerung.

Das ist doppelt schade, denn kraftvolle, bewegliche, quicklebendige Füße sind das Tor zur Körperwahrnehmung. Alles, was der Fuß macht, wirkt sich auf den ganzen Bewegungskörper aus – im Schlechten wie im Guten. Wie das gemeint ist, probieren Sie am besten gleich aus. Die Wirkung der folgenden Übungen wird Sie überzeugen: Der befreite Fuß setzt den ganzen Körper in Bewegung.

Je kräftiger und beweglicher der Fuß ist, umso reaktionsschneller wird er, er wird sich das ideale Gelände selber schaffen, indem er weich wird, wenn die Unterlage hart ist und mehr Spannung aufbaut, wenn der Boden weich ist. Die Fußübungen sind auch eine gute Voraussetzung für die folgenden Übungen: Der Fuß lernt, samt Zehen auf dem Boden zu bleiben, auch wenn Sie ihn nicht mehr mit Ihrem Gewicht beschweren.

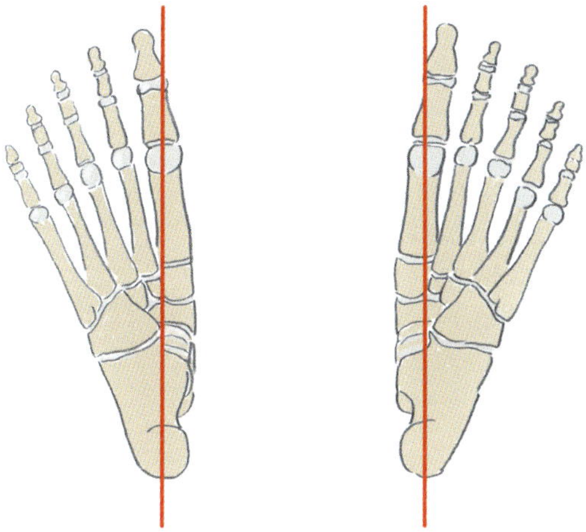

Die Fußachsen sind parallel ausgerichtet, wenn die Füße ein leichtes V bilden.

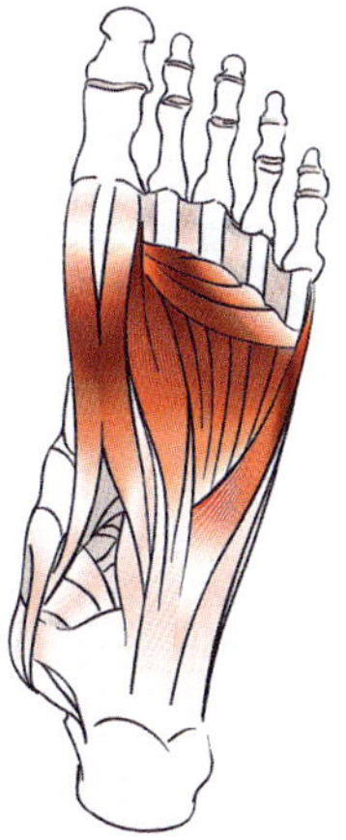

Die Fußsohle von unten betrachtet. Sie ist mit mehreren Muskelschichten gepolstert.

Bänder und Sehnen bilden einen inneren Schuh, der mehr kann als jeder »Kunstschuh« von außen – vorausgesetzt, der Fuß wird trainiert und aktiv gebraucht.

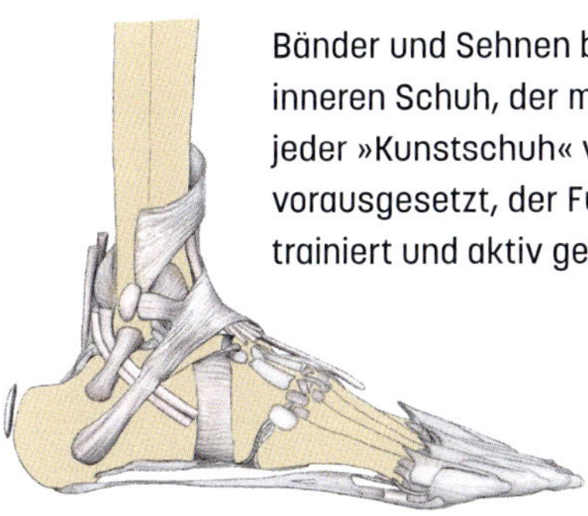

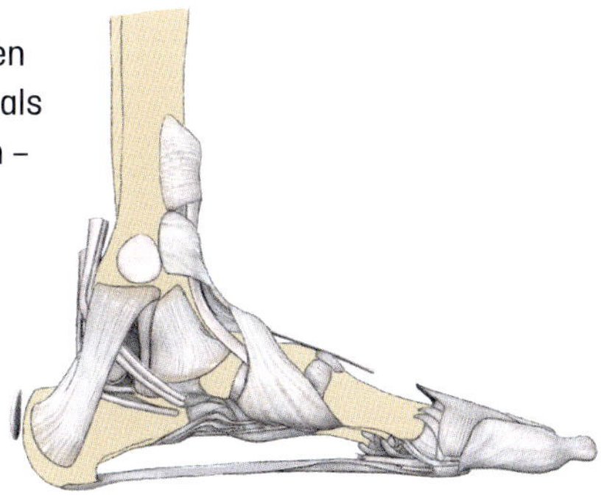

1. Leichtfuß

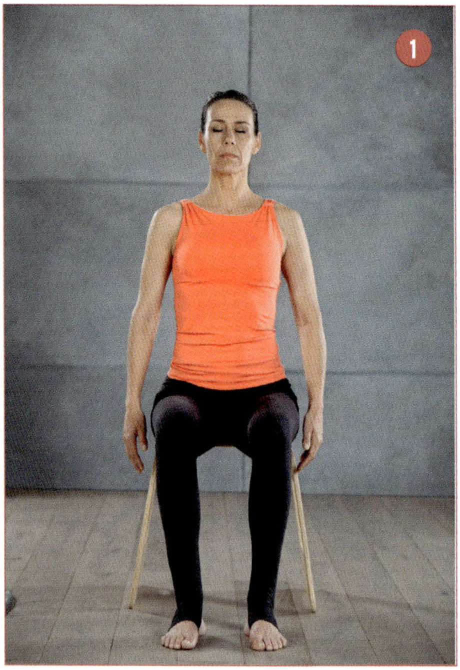

- An den Rand des Hockers setzen. Die Sitzbeinhöcker stehen im Idealfall etwas höher als die Kniekehlen. Füße hüftschmal und in leichter V-Position, das heißt, die Fersen stehen etwas näher beieinander als die Großzehen. Wenn Sie von oben auf Ihre Füße schauen, sehen Sie ein V.

- Die Knie stehen hüftschmal und direkt über den Fersen. Fällt es Ihnen schwer, die Oberschenkel parallel zu halten, legen Sie den kokosnussgroßen Luftballon dazwischen.

- Direkt auf den Sitzbeinhöckern ausrichten.

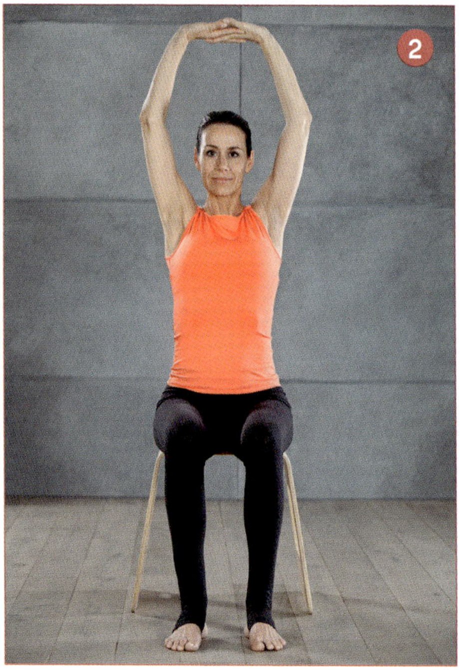

- Stellen Sie sich vor, Sie haben am unteren Ende des Beckens zwei Stelzen und richten Sie sich auf diesen beiden Stelzen aus und auf.

- Die Arme entspannt hängen lassen. Eine unsichtbare Kraft zieht alle Finger nach unten, Richtung Boden. Jetzt die Muskeln der Oberarme ausdrehen (nach hinten). Einen Arm nach vorne strecken und über den Kopf heben. Den anderen Arm nach vorne und über den Kopf heben. Die Hände verschränken. Die Handinnenseiten ausdrehen zur Decke.

- Den Kronenpunkt – das ist der Verlängerungspunkt der Wirbelsäule oben am Kopf – zur Decke dehnen. Die Ohrspitzen nach hinten oben ausrichten. Jetzt den Brustkorb vom Becken wegheben. Doch, doch, das geht, vertrauen Sie den Rumpfmuskeln.

- Die Arme stehen entspannt gestreckt neben den Ohren. Jetzt mit beiden Fersen leicht in den Boden stupsen. Stups, stups. Vorausgesetzt, Sie sind aufgespannt, spüren Sie das Echo der Stupser an den Sitzbeinhöckern. Sie gehen näher zueinander. Je leichter es Ihnen fällt, die Vorstellung der »Stelzenknochen« aufrecht zu halten, umso leichter und gleichzeitig intensiver ist auch das Echo.

Steigerung: Links und rechts abwechselnd mit den Fersen stupsen. Je 20-mal.

- Nun stupsen Sie gleichzeitig mit dem Großzehengrundgelenk und der Mitte der Ferse. 10-mal.

- Das Zehenstupsen schwer, bedeutet das, Ihr Quergewölbe ist platt, die Muskeln sind im Dornröschenschlaf, die Zehen heben sich beim Auftreten an, statt wie Saugnäpfe am Boden zu arbeiten. Jeder Fuß soll 20 dieser Doppelstupser machen. Konzentrieren Sie sich auf die Kettenreaktion vom Fuß durch die Beinknochen in das Becken.

- Arme lösen, Handrücken auf die Oberschenkel legen, die Aufspannung behalten und ein paarmal weiter stupsen.

- Diese Übung können Sie durchführen, wann immer Sie irgendwo sitzen, im Büro, in der Bahn, im Kino, im Konzertsaal, in der Kirche.

Falls die Kettenreaktion aus den Fersen, durch die Knie zu den Sitzbeinhöckern nicht klappt, sitzen Sie wahrscheinlich zu tief. Nicht höhenverstellbare Hocker und Stühle haben meistens die Standardhöhe von 45 cm und sind damit für alle Menschen über 165 cm zu niedrig. Erhöhen Sie die Sitzfläche mit einem Yogablock, einem festen Kissen, einer gefalteten Matte, einem dicken Buch. Können Sie die Höhe verstellen, zum Beispiel mit einem Klavierstuhl: Idealerweise stehen die Sitzbeinhöcker über den Hüftpfannen. Probieren Sie aus, was für Sie funktioniert. Wenn Sie gut sitzen, fällt das Ausrichten auf den Sitzbeinhöcker leicht, und es stellt sich sofort eine angenehme Dehnung im unteren Rücken ein – von unten nach oben.

2. Fußklug

• Grundposition im Sitzen wie bei Übung 1 beschrieben. Legen Sie unter jede Ferse einen der größeren Flummis. Die Knie hüftschmal und direkt über den Fersen ausrichten.

• Handrücken auf die Oberschenkel legen. Das ist wichtig, denn es ermöglicht die Öffnung der Schultern. Oberarmknochen hängen lassen und die Muskeln der Oberarme auf Achselhöhe ausdrehen.

• Jetzt lassen Sie Ihr Fersenfleisch um die Flummis tropfen, innen, außen, hinten, vorne. Nicht nachdenken, einfach nur die Muskeln, die Ihre Ferse bekleiden, entspannen und loslassen. Es ist egal, ob Sie das an beiden Füßen gleichzeitig machen oder zuerst links und dann rechts. Einfach ausprobieren, wie es für Sie am leichtesten von der Ferse geht. Sobald Sie das Gefühl haben, das Muskelfleisch sei entspannt, versuchen Sie mit der Ferse die Flummis anzuheben. Nein, ich bin nicht von Sinnen. Ich traue Ihnen das zu. Selbstverständlich geht das mit dem großen Flummi nicht, das Anheben. Es geht um das »Fersenbewusstsein in Bewegung«. Sie beugen so Fersensporn und anderen Beschwerden vor.

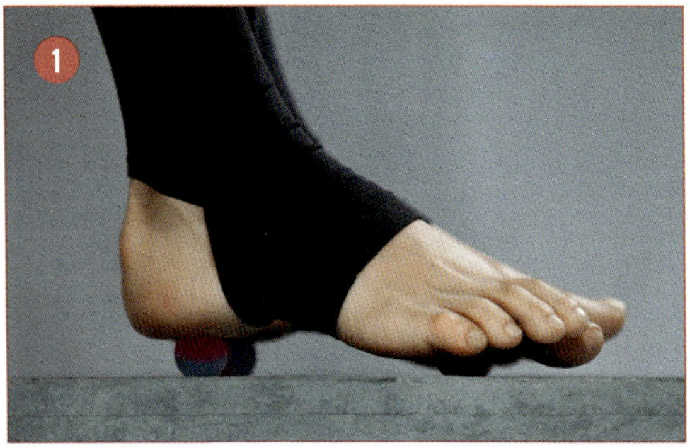

• 20 Versuche mit jeder Ferse dürfen es schon werden. Sobald die eigenartige Bewegung vertraut wird, können Sie Ihre Wahrnehmung wieder auf die Vernetzung und die Verkettung richten und dabei spüren, wie die Beckengelenke reagieren, wenn Sie mit den Fersen arbeiten.

• Jetzt die Flummis unter das Quergewölbe legen, genau hinter dem mittleren Zeh. Stellen Sie sich vor, wie die Muskeln um die Flummis herum schmelzen. Wieder ist es egal, ob Sie an beiden Füßen gleichzeitig arbeiten oder ausprobieren, welcher Fuß es leichter kann. Falls Sie die Angewohnheit haben, im Stehen das ganze Gewicht immer auf den linken oder rechten Fuß zu verlagern, so wird der Fuß, der weniger belastet wird, schneller reagieren als der andere.

• Nehmen Sie sich Zeit für die Wahrnehmung. Die Übung ist eine Wohltat für Knochen, Sehnen, Bänder, Muskeln. Um die Knie stabil zu halten, hilft der Ballon dazwischen.

• Nächster Schritt: Versuchen Sie die Flummis mit dem Vorfuß zu fassen und anzuheben. Doch, das geht nun wirklich. Vielleicht nicht gleich beim ersten Versuch. Einfach so tun, als wäre der Fuß auch eine Hand und den Flummi aufnehmen. Links, rechts, links, rechts. Sie haben je 20 Versuche.

Achtung: Der Oberkörper bewegt sich nicht. Er ist auf den Sitzbeinhöcker-Stelzen aufgespannt und überlässt die köstliche Fußarbeit ganz allein den Füßen.

• Ersetzen Sie die Flummis durch Glasmurmeln: Je eine Murmel unter das Quergewölbe legen, exakt hinter der mittleren Zeh. Falls Sie einen Bewegungs-Guru zu Hause haben, also ein kleinen Sohn oder eine kleine Tochter: Fußsohle anschauen. Neugeborene und Kleinkinder haben die zentrale Zeichnung der Fußlinien genau an dieser Stelle. Auch Sie werden die »Murmelfassstelle« wieder sehen können, sobald Sie die Hornhaut durch das Murmelheben abgearbeitet haben!

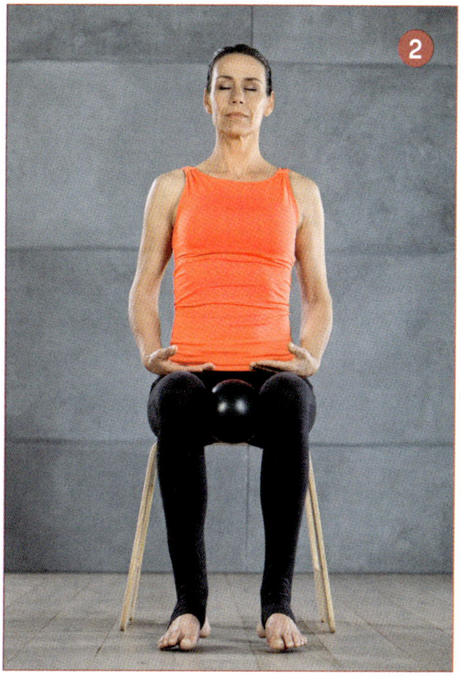

• Bitte nicht frustriert sein, wenn Sie die Murmeln beim ersten Mal nicht fassen können! Was zählt, ist der Versuch. Absolvieren Sie Übung um Übung mit Geduld und Entdeckerfreude, so werden Sie die Murmeln am Ende des Buches bestimmt halten können. Flummis und Murmeln zur Seite legen. Sie kommen im Kapitel Das Ganze (Seite XX) noch einmal ins Spiel.

3. Honigzart

• Aufrecht auf dem Hocker ausrichten. Arme hängen lassen. In der Vorstellung Honig durch die Armknochen fließen lassen. Der Honig löst sich ganz oben unter dem Schulterdach, fließt durch den Oberarm, zieht den Knochen lang, fließt durch den Ellbogen, durch den Unterarm, durch das Handgelenk, zieht die Hand weg vom Unterarm, fließt durch den Handteller, durch die Finger, tropft aus den Fingern.

• Jetzt den linken Arm nach vorne und oben ziehen und über den Kopf heben, den rechten Arm ebenso. Den linken Arm anwinkeln, ohne – Achtung – den Kopf zu bewegen. Einfach den Unterarm butterweich und honigwarm beugen, die Hand kommt an den oberen Rücken zu liegen. Den rechten Arm genauso bewegen, die Hand kommt auf die linke Hand zu liegen.

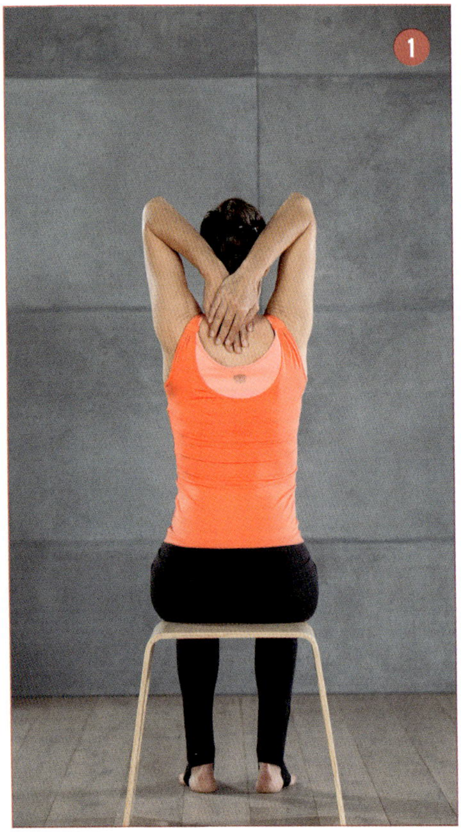

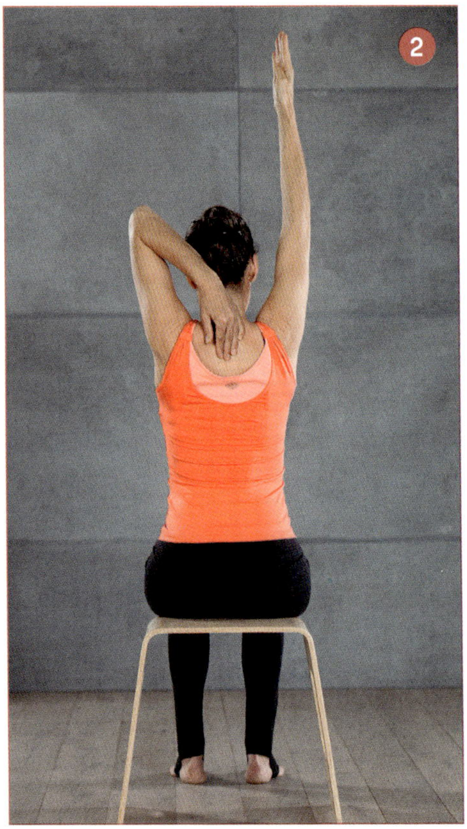

- Die Ellbogen ganz nah an die Schläfen ziehen. Den Oberarm knapp über dem Ellbogen eindrehen und gleichzeitig auf Achselhöhe die Oberarmmuskeln kraftvoll ausdrehen.

- Falls die Ellbogen weit vom Kopf abstehen, haben Sie entweder die Oberarmmuskeln viel zu stark angespannt oder den Brustkorb durch überaktive große Brustmuskeln verkürzt. Die Armarbeit hat Sie vermutlich richtig schön aufgespannt, und das ist der Zweck der Übung. Zurück zu den Füßen. Sie stehen in hauchzarter V-Position, Knie hüftschmal.

- Stellen Sie sich vor, Sie stehen auf Honig. Ein dicker, fetter Honigtropfen liegt unter der Ferse, ein klebriger kleiner Honigtropfen hält die Grundgelenke (Ballen) der Großzehen fest.

- Aus den Leisten die Oberschenkelmuskeln ausdrehen. Achtung, die Beinknochen bewegen sich nicht. Sie sollen spüren, wie sich die Leisten öffnen und die Sitzbeinhöcker die Beckenmuskeln aktivieren. 10-mal beidseitig, 10-mal abwechselnd links und rechts.

- Diese Leichtigkeit in den Leisten halten. Stellen Sie sich jetzt vor, dass Sie den linken Fuß vom Honig wegziehen möchten, senkrecht nach oben, der Honig Sie aber daran hindert. Dann den rechten Fuß. Den linken, den rechten. Je 20-mal. Den Fuß ansaugen, der Honig saugt ihn zurück.

- Der Oberkörper ist ganz ruhig. Ist die Kettenreaktion der subtilen Nichtbewegung durch Knie, Hüftgelenke zu den Sitzbeinhöckern und Kreuzbeingelenken eindeutig und klar spürbar? Sie sind Sie schon ganz nah dran an der Leichtkraft.

- Hände lösen.

Das Knie und seine Leichtigkeit

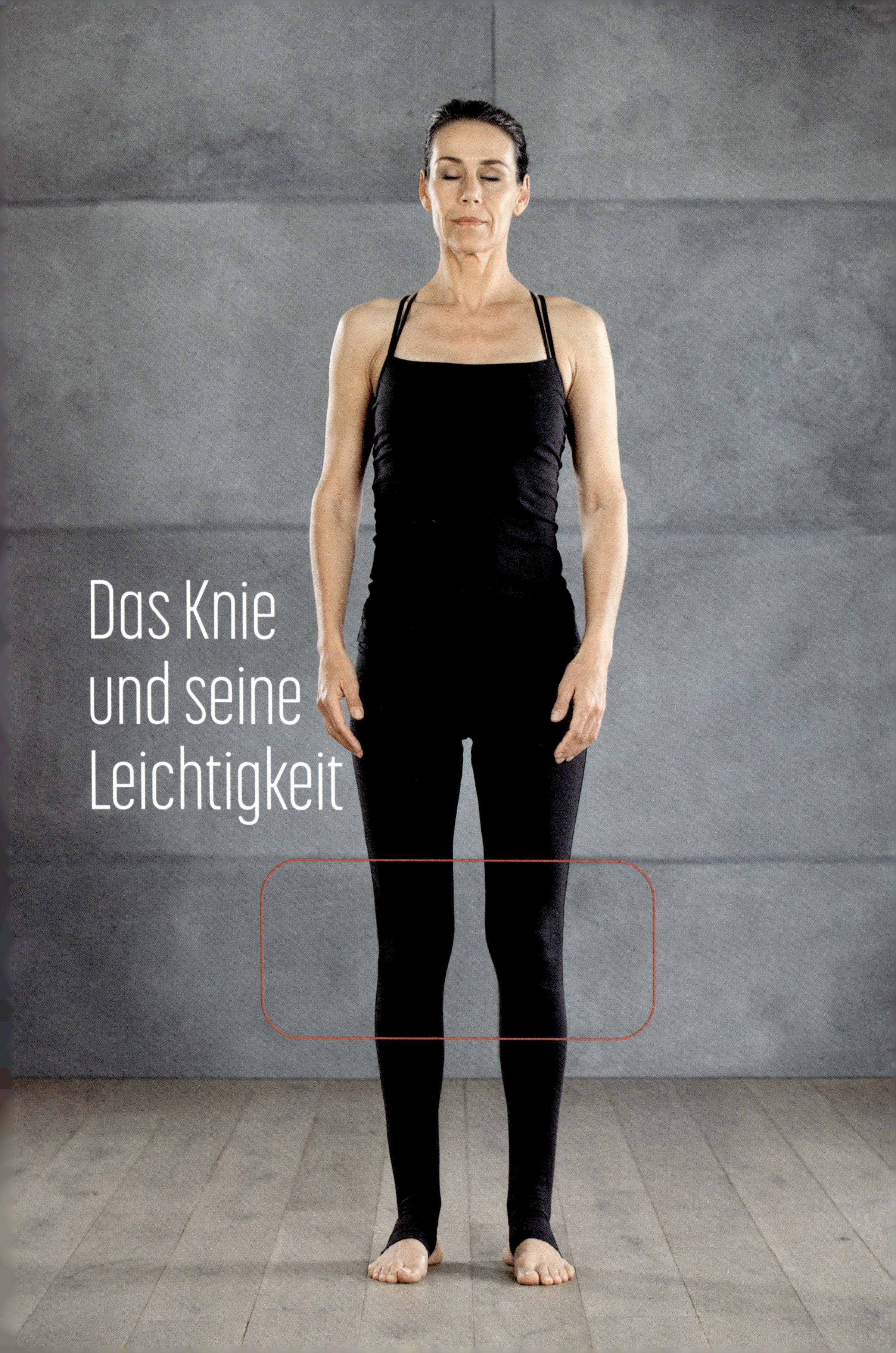

Das Knie ist das größte Gelenk am menschlichen Körper. Es gilt als anfällig für Verletzungen. Doch das ist ein Missverständnis: Biomechanisch gut behandelt benutzt und bewegt, hält es viel aus. Das Kniegelenk wird gebildet aus Oberschenkel, Schienbein und Kniescheibe; manche Quellen zählen auch das Wadenbein dazu. Das Kniekehlgelenk ist verantwortlich für die Beugung und Streckung des Scharniergelenks. An der Schienbeinseite puffern die Menisken die Knochen. Sie bilden einen Rahmen aus Faserknorpel für die höckrigen Gelenkteile. Darüber liegt eine dicke Knorpelschicht. Die Gelenkinnenhaut (Gelenkkapsel) produziert eine Flüssigkeit, die das Knie geschmeidig hält. Schleimbeutel und ein Fettkörper sorgen für zusätzlichen Schutz bei abrupten oder nicht ganz kniegerechten Bewegungen.

Gehalten wird das großartige Konstrukt wiederum von Bändern, die quer und kreuz alle Teile miteinander und untereinander verbinden. Erst jetzt kommen die Muskeln zum Zug. In den Anatomiebüchern werden die Aufgaben fein säuberlich auf die einzelnen Muskeln aufgeteilt, so sollen gewisse Muskeln ausschließlich für das Strecken verantwortlich sein, andere wurden zu Beugern erkoren. Auch das Ein- und Ausdrehen obliegt dafür vorgesehenen Muskeln. Das CANTIENICA®-Training stabilisiert die Knie durch Optimierung und Ausrichtung der Knochen zur idealen Beinachse. An dieser gleichzeitig stabilen und elastischen Beinachse sitzen die Gelenkteile perfekt, der Gelenkspalt ist in jeder Bewegung offen, nichts reibt am anderen, und die Muskeln arbeiten perfekt vernetzt.

Die folgenden Übungen für das Knie (und die Beinachse) werden Ihnen Gefühl für die Arbeit aus den Knochen vermitteln. Sie werden (hoffentlich) spüren, dass nicht Muskel X für das Anheben des Beines verantwortlich ist, sondern dass Sie wählen können, wie viele und welche Muskeln Sie für sich arbeiten lassen. Ich das »leere« Bein anheben, mit der geringsten möglichen Muskelaktivität, ich kann das Bein aus den vorderen Oberschenkelmuskeln anheben. Genauso ist es möglich, die Hauptarbeit an die Muskeln der hinteren Oberschenkel zu delegieren. Und schließlich kann ich den Oberschenkel anheben, indem ich den Unterschenkel hochziehe. Am besten geht es dem Knie, wenn alle Beinmuskeln zusammen arbeiten und kein Muskel dominant ist.

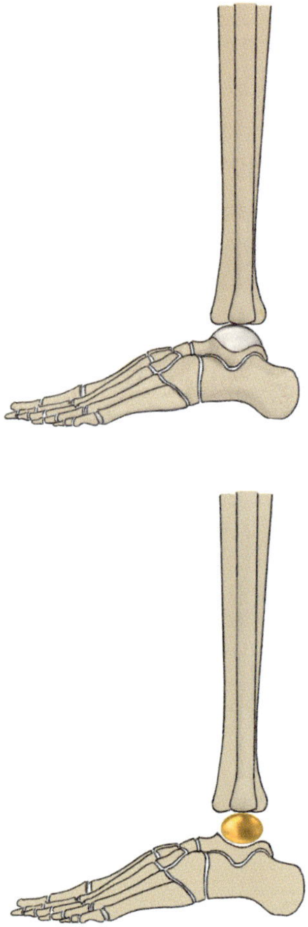

Das Sprunggelenk funktioniert reibungslos, wenn das Knie exakt über ihm ausgerichtet ist. Befreit von jedem Druck kann es sich als eiförmiges Scharnier reibungslos bewegen.

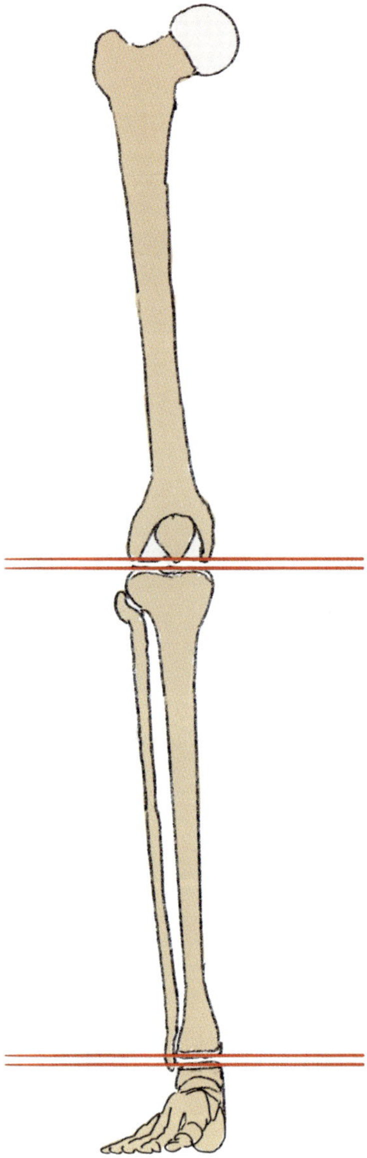

Durch die Ausrichtung der Fuß- und Beinachsen kommen alle Gelenke in horizontale Harmonie. Sie können perfekt zusammenarbeiten.

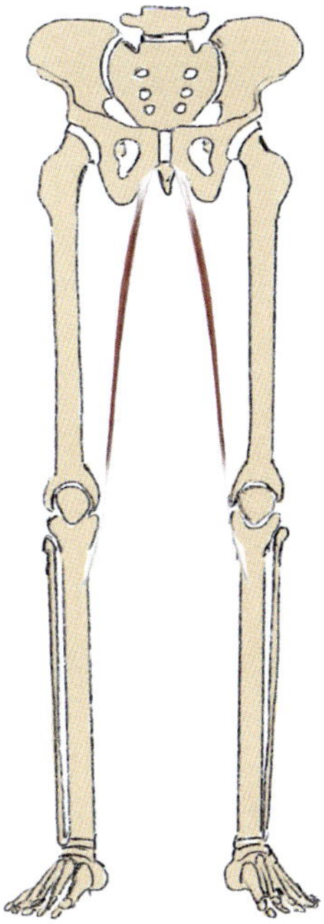

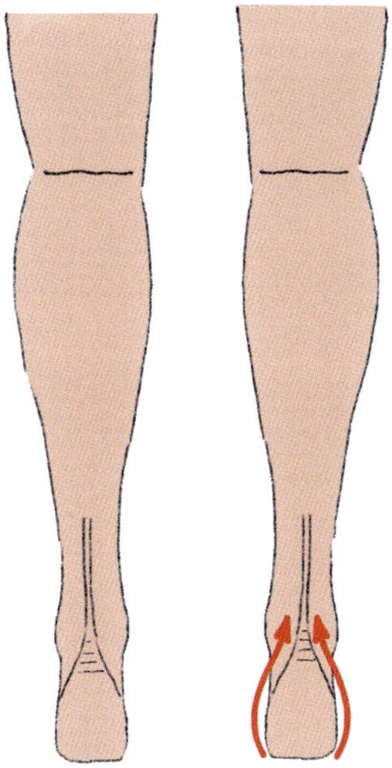

Die Achillessehne ist ein »Zauberdraht«, der Füße, Beine, Becken verbindet. Für die Beweglichkeit der Gelenke sind elastische Achillessehnen die Schlüssel.

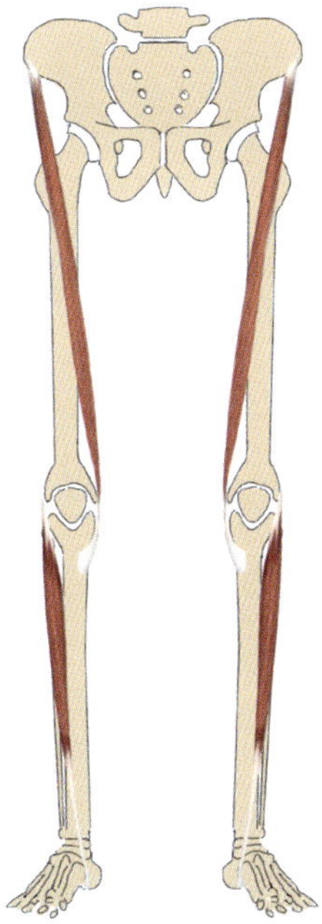

Die Kniegelenke sind über Muskeln direkt mit dem Becken verbunden. Links sind die Grazilismuskeln eingezeichnet. Rechts an den Unterschenkeln die Tibialismuskeln und an den Oberschenkeln die Sartoriusmuskeln. Sie sichern bei gutem Gebrauch auch die spiralige Verschraubung in den Beinknochen.

4. Kniefrei

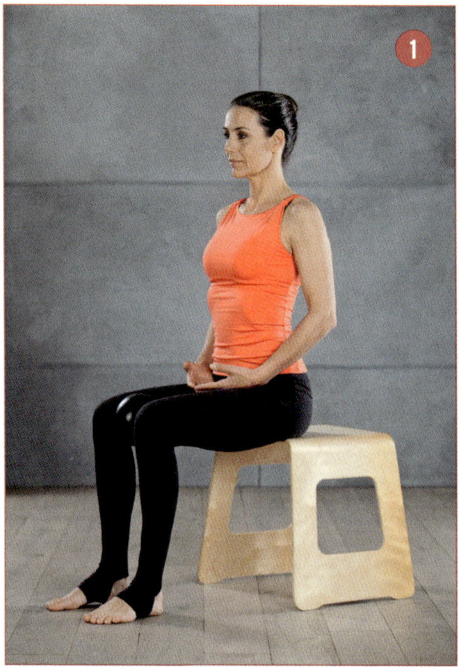

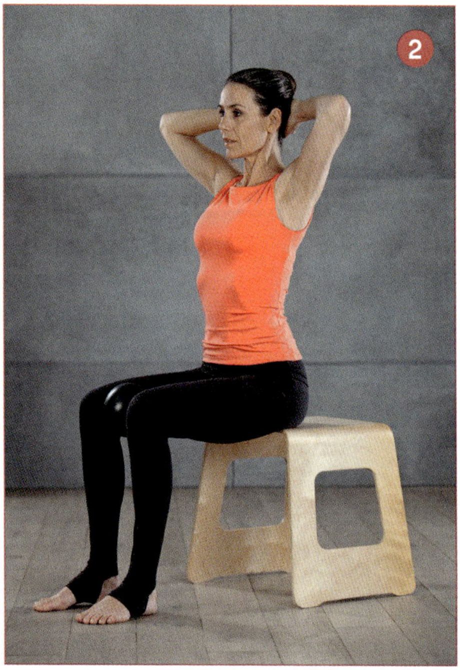

- Auf dem Hocker ein- und ausrichten: Ganz vorne am Rand direkt auf den Scheitelpunkt der Sitzbeinhöcker setzen. Die Füße in zarter V-Stellung, Fersen und Knie hüftschmal und exakt übereinander ausrichten. Handrücken auf die Oberschenkel legen. Falls die Beine nicht gerade bleiben wollen, den Ballon zwischen die Knie geben.

- Den Brustkorb möglichst weit weg vom Becken nach oben dehnen und den Unterrand des Brustkorbes möglichst bündig machen mit dem Oberrand des Beckens. Schwierig, einfach so aus dem Sitz, ich weiß. Versuchen Sie dieses: Stellen Sie sich vor, Sie können den Bauchnabel nach Lust und Laune verlängern. Dehnen Sie den Bauchnabel in dieser Vorstellung zum rechten Sitzbeinhöcker und zur linken Schulter, alsdann zum linken Sitzbeinhöcker und zur rechten Schulter. Klappt? Gut.

- Machen Sie das ein paarmal nacheinander und versuchen Sie dann, das Bauchnabel-X gleichzeitig zu »zeichnen«. Bauchnabelfäden beim Einatmen spannen, beim Ausatmen loslassen. Hände verschränken, hinter den Kopf legen. Die Ellbogen zu den Seiten dehnen und die Stelzensitzbeinhöcker gleichzeitig nach unten dehnen.

Steigerung: Überkreuz arbeiten, indem Sie den rechten Stelzensitzbeinhöcker nach unten dehnen und den linken Ellbogen noch mehr zur Seite dehnen. Den linken Stelzenhöcker lang machen, den rechten Ellbogen zur Seite dehnen. Je 10-mal.

• Machen die Füße mit, die kleinen Stupser aus der ersten Fußübung?

• So bleiben, mit den Händen hinter dem Kopf. Rechts die Kniescheibe gerade nach vorne und gleichzeitig den Sitzbeinhöcker gerade nach hinten dehnen. Am linken Bein wiederholen, die Kniescheibe dehnt sich nach vorne, der Sitzbeinhöcker gleichzeitig nach hinten.

Achtung: Es ist keine Bewegung, wie Sie sie kennen. Sie bewegen nicht das Bein und nicht das Becken, sondern dehnen die eigentlichen Knochen auseinander, die Gelenke werden frei.

• Funktioniert? Prima.

• Es tut sich nichts? Verschränken Sie die Finger hinter den Kniekehlen. Ziehen Sie mit den Handgelenken die Oberschenkel behutsam und ganz gerade nach vorne, halten Sie den Zug und dehnen Sie abwechselnd den linken und den rechten Sitzbeinhöcker nach hinten. Je 10-mal. Hände wieder loslassen, verschränken, an den Hinterkopf legen und die Mikrobewegung wiederholen.

Steigerung: Rechts die Kniescheibe nach vorne verlängern, links den Sitzbeinhöcker nach hinten dehnen. Links die Kniescheibe nach vorne verlängern, den rechten Sitzbeinhöcker nach hinten. Je 20-mal.

5. Leistenweich

- Wieder am vorderen Hockerrand auf den Stelzenhöckern ausrichten. Füße in Leicht-V-Stellung, Knie exakt über den Fersen.

- Arme locker kreuzen, Hände auf den Brustkorb legen. Brustkorb vom Becken wegdehnen. Oberarmknochen lang denken und die Muskeln der Oberarme auf Achselhöhe ausdrehen.

- Die Kniescheiben nach vorne dehnen, die Sitzbeinhöcker gleichzeitig nach hinten, in die Gegenrichtung und aus den Leisten die Oberschenkelmuskeln ausdrehen. 5-mal.

Steigerung: überkreuz arbeiten. Links aus der Leiste die Oberschenkelmuskeln ausdrehen, rechts die Oberarmmuskeln. Gegengleich. Je 5-mal wiederholen.

- Jetzt die linke Ferse zart aufsetzen, Zehen in die Luft lang ziehen, das Goldei in der Ferse etwas weiter nach vorne gleiten. Finden Sie das schon anstrengend für den Rücken, können

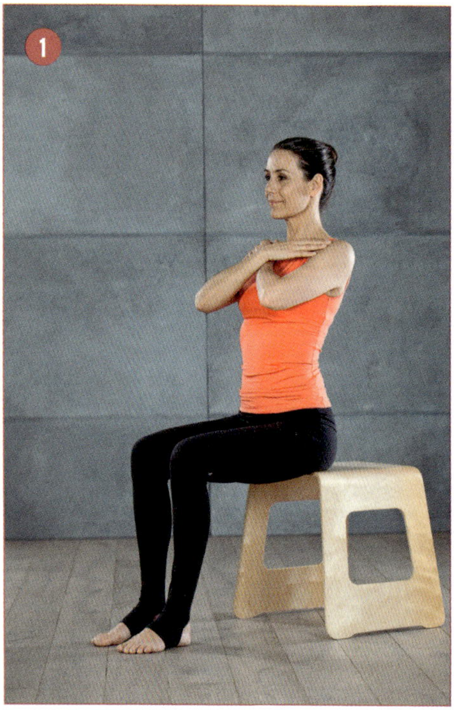

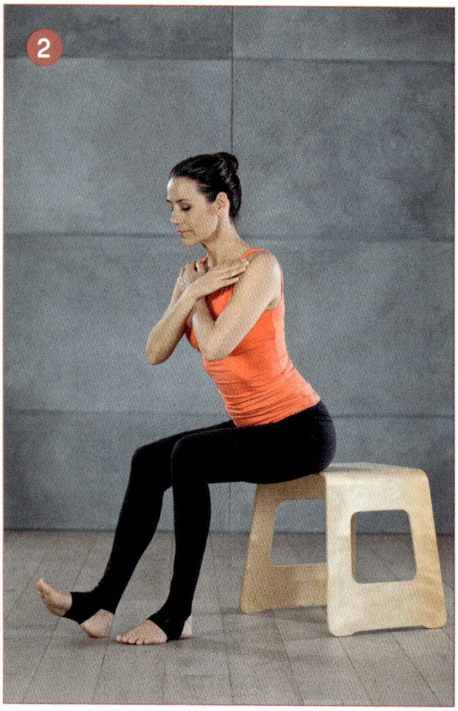

Sie den Oberkörper mit möglichst geradem Rücken etwas nach vorne bringen. Achtung: Die Leisten müssen dabei offen und butterweich bleiben.

• Die linke Ferse hauchzart in den Boden stupsen. 10-mal. Fuß wieder zurücknehmen, aufsetzen, mit dem rechten Bein wiederholen. 10-mal. Das rechte Bein zurück in die Ausgangsposition.

• Das linke Bein wieder halb strecken, Ferse aufgesetzt. Jetzt stellen Sie sich vor, dass Sie die Linie von der Großzehe zur Ferse und die Linie von der Kleinzehe zur Ferse näher zueinander ziehen möchten. 10-mal. Achten Sie auf die Kettenreaktion durch den Unterschenkel, das Knie, den Oberschenkel zum Sitzbeinhöcker.

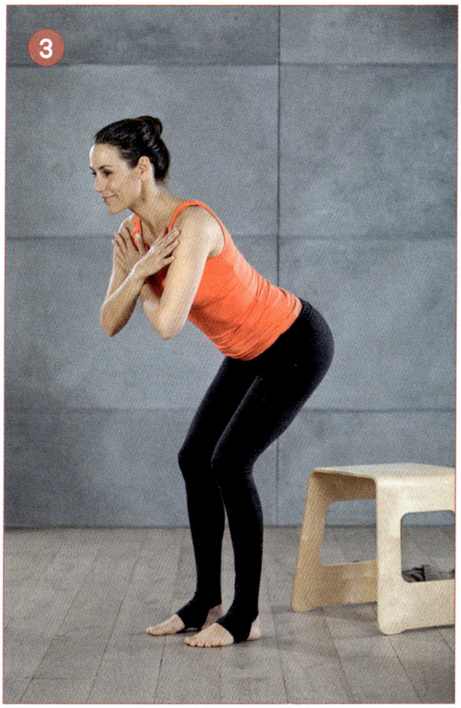

• Zwischendurch die Armstellung wechseln, wann immer Ihnen danach ist.

• Das linke Bein wieder in die Ausgangsposition, mit dem rechten Bein wiederholen: Vorgleiten, Fuß in der Luft, die Außen- und Innenseite des Fußes näher zueinander bringen. 10-mal. Die Zehen bleiben lang und entspannt, Sie müssen sich die Mikrobewegung nur vorstellen, die entsprechenden Fußmuskeln folgen dieser Vorstellung nur zu gern!

• Diese »Bewegung« nenne ich ab jetzt »V im V«, weil es die V-förmig angelegten Muskeln an der Unterseite der im V positionierten Füße aktiviert. Die Beine wieder in den rechten Winkel bringen, Knie exakt über den Fersen ausrichten.

• Bereit für eine Herausforderung? Oberkörper aus den Hüftgelenken nach vorne beugen, der Rücken bleibt gerade. Die Sitzbeinhöcker weit nach hinten dehnen und näher zueinander ziehen. Scham und Steißbein nach hinten dehnen, den Kronenpunkt mit Gegenzug in die andere Richtung und, Achtung, so aufstehen, dass die Knie über den Fersen bleiben. Wieder hinsetzen, aufstehen.

- 20-mal. Oder bis es klappt.

- Sie können bei dieser Übung viel über Ihre eigenen Bewegungsmuster lernen. Lösen sich die Zehen, um hilflos in der Luft zu stehen, so bedeutet das, dass Sie im Alltag Ihre Füße mit Ihrem Gewicht unten halten. Wahrscheinlich überdehnen Sie beim Auftreten das Quergewölbe, wodurch die Zehen nach oben stehen.

- Schieben Sie die Knie gewohnheitsmäßig über den Fuß, üben Sie richtig viel Druck auf die Knie aus: Das Becken kippt automatisch und schiebt den Oberschenkel ins Kniegelenk. Dazu im nächsten Kapitel mehr.

- Plumpsen Sie auf den Stuhl, so haben Sie die Sitzbeinhöcker losgelassen und die Kraft an den hinteren Oberschenkeln und den Hüften »verschenkt«. Üben Sie das bewusste Halten der Muskeln, bis das Gesäß auf dem Hocker ist.

- Sie können dieses kraftvolle Aufstehen und Hinsetzen aus der Beckenmuskulatur sofort mitnehmen in Ihren Alltag und bei jedem Hinsetzen und jedem Aufstehen eine Entlastungsübung für Ihre Knie daraus machen.

6. Förderband

- An den Hockerrand setzen. Den kokosnussgroßen Luftballon zwischen die Knie legen. Handrücken auf die Oberschenkel abgeben. Die Oberarmknochen wachswarm denken und lang machen, die Muskeln der Oberarme kraftvoll ausdrehen, ohne den Arm zu bewegen.

- Die Sitzbeinhöcker zu Stelzen verlängern, das Schambein und das Steißbein gerade ausrichten. Der Kronenpunkt macht sich nach oben lang.

- Geben Sie die zwei fetten Tropfen warmen Honigs wieder unter die Großzehengrundgelenke und die Fersen.

- Nun versuchen Sie mit den Unterschenkeln den Fuß vom Honig weg zu ziehen, nach oben, Richtung Knie. Der Honig ist stärker … Links, rechts, links, rechts, 20-mal.

- Sie möchten den klebrigen Honig nicht? Okay. Dann stellen Sie sich vor, der Unterschenkel sei ein Förderband, das die Informationen aus dem Fuß senkrecht zum Knie hochträgt. 20-mal.

- Als Nächstes stellen Sie sich den Oberschenkel als Förderband vor. Es transportiert die Bewegungsinformation aus der Kniekehle zum Sitzbeinhöcker, zum Knie, wieder hinten hoch zum Sitzbeinhöcker. 20-mal. Wenn sich alle Gelenke vom Fuß über das Knie und das Hüftgelenk bis ins Kreuz wie Zahnräder in Bewegung setzen, machen Sie es perfekt.

- Falls Sie mit meinen Bildern und Vorstellungshilfen nichts anfangen können, machen Sie sich Ihre eigenen. Der Intellekt braucht irgendein Knöchelchen, an dem er herumnagen kann. Der Körper folgt jeder Vorstellung von Leichtigkeit und Geschmeidigkeit nur zu gern.

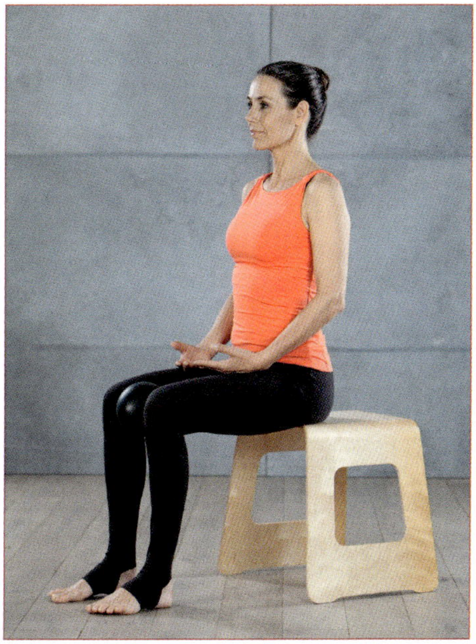

Die Bein-achse und ihr Geheimnis

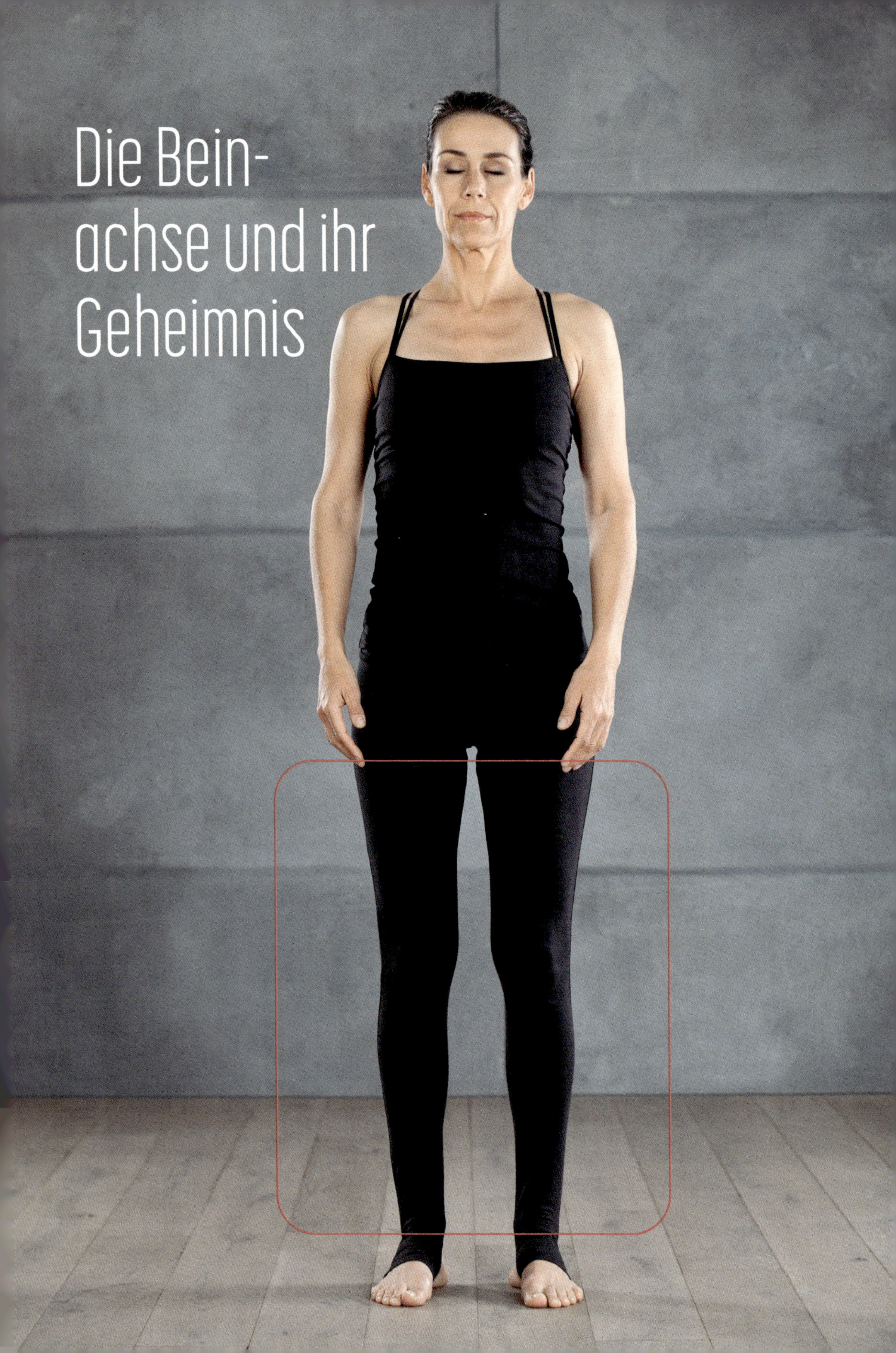

Wir sagen im Alltag leichtfertig: »Ich habe X-Beine.« Oder: »In unserer Familie haben alle Männer O-Beine.« Als wären O-Beine, X-Beine, Reiterhosen, Plattfüße, deformierte Zehen, schwache Sprunggelenke, eingedrehte Hüften angeboren, in den Genen festgeschrieben. Können Sie sich mit der Vorstellung anfreunden, dass Sie den Hallux valgus selbst machen, die Beine selber ins X zwingen – oder ins O? Dass Sie die Arthrose im Knie oder in den Hüftgelenken durch falschen Gebrauch der Knochen und Gelenke selbst verursachen? Mit diesem furchtlosen Anfreunden machen Sie den ersten, den wichtigsten und den größten Schritt zur Selbstheilung. Indem Sie Ihre Hal-

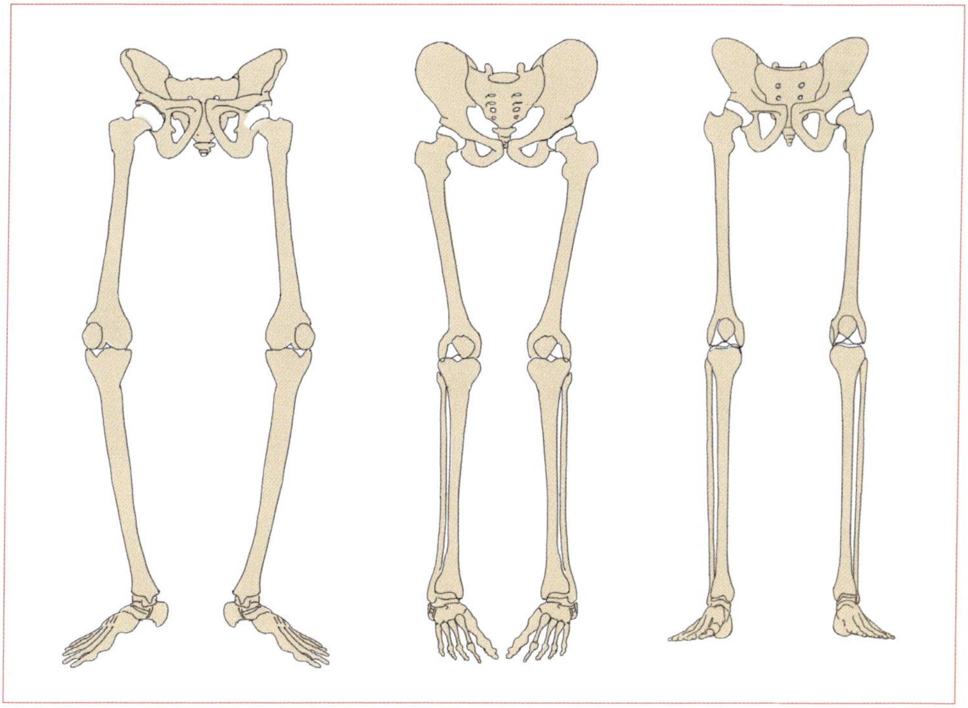

Links werden die Beine in der sogenannten O-Form gehalten. Von oben drückt das Becken die Beine nach außen. Unten weichen die Sprunggelenke und Füße ebenfalls nach aus. Die Kniegelenke sind verdreht, die Kniescheiben schauen zu den Seiten, statt nach vorne.
Mitte: Hier sind X-Beine am Werk. Die Füße schauen nach innen und sind ich sich verdreht. Die Kniegelenke sind unter Druck. Die Kniescheiben schauen nach innen. Das Becken ist auch an dieser Fehlstellung beteiligt.
Rechts die optimierte Beinachse: Füße in V-Position, Knie über den Fersen, Hüftgelenke schmal am V-förmig ausgerichteten Becken.

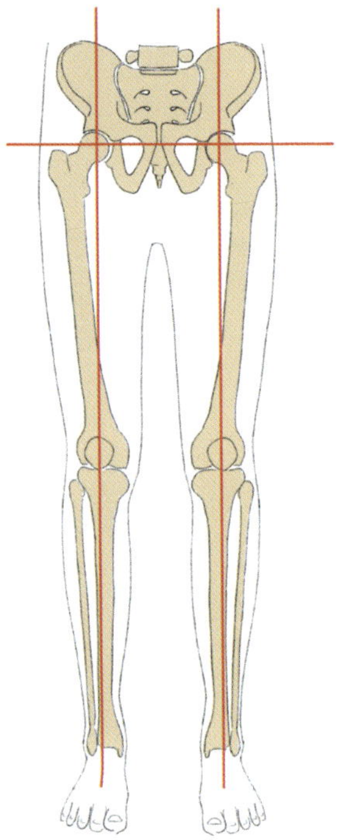

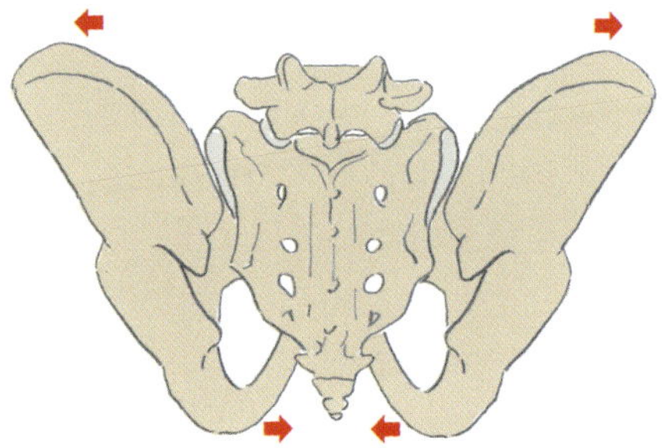

Werden die Sitzbeinhöcker aktiviert und zusammengezogen, öffnet sich oben der Beckenrand. Das schafft Raum im Kreuzbein oder Iliosakralgelenk. Zusätzlich heißt es ab jetzt in den Anleitungen, das Kreuzbein tiefer in den Körper zu holen. So wird das Kreuzbein wieder zu dem, was er eigentlich ist: zum Chefwirbel. Dieser Chefwirbel dehnt mit allen anderen Wirbeln Richtung Kronenpunkt und spannt so die Wirbelsäule auf.

tung als Folge Ihres Tuns oder Nichttuns annehmen, bereiten Sie Geist und Körper auf die Umprogrammierung vor. Denn was durch Fehlhaltung in Unordnung kommt, kann durch Guthaltung in Ordnung kommen – solange wir leben. Knochen sind plastisch, sie lassen sich formen. Sie wachsen nach. Sie reparieren sich selbst.

Also: Ab heute machen Sie gerade Beine.

Knochen haben Struktur und Eigenbewegung. Sie können diese Eigenbewegung bewusst steuern und im Knochengedächtnis verankern. Der Unterschenkelknochen soll direkt über dem Sprunggelenk eine Einwärtsdrehung haben, am anderen Ende, also am Knie, die Gegendrehung dazu. Der Oberschenkel hat direkt über dem Knie

gerade so viel Eindrehung, dass er perfekt über dem Unterschenkel steht. Am oberen Ende braucht der Oberschenkel eine Ausdrehung. Diese subtile, knochenimmanente Außenrotation wird über die Muskeln erreicht; sobald der Knochen selbst gedreht wird, wird es eine Bewegung.

Sie haben das Prinzip im letzten Kapitel bei den Übungen für die Knie schon kennengelernt: Die Ausrichtung der Kniescheibe ist eine effiziente Kontrolle für die Beinachse. Sie muss immer in der Mitte stehen, ganz egal, ob Sie sitzen, stehen, liegen oder die Beine grätschen.

7. Langsitz

- Auf den Boden setzen. Wenn es Ihnen schwer fällt, den Rücken aufrecht zu halten, setzen Sie sich leicht erhöht auf die gefaltete Matte oder ein Kissen.

- Die Oberschenkel umarmen und den Rücken langziehen, Richtung Kronenpunkt. Das Kreuzbein tiefer in den Körper einholen und mit allen anderen Wirbeln zum Kronenpunkt hochdenken.

- Füße aufsetzen, die Fersen möglichst nah am Körper. Hände verschränken, Arme über den Kopf, Handinnenseite zur Decke drehen. Die rechte Ferse aufsetzen, nach vorne gleiten lassen, bis das Bein gestreckt ist, Fuß flex, also die Zehen gerade und entspannt zur Decke schauen lassen. Vielleicht hilft es Ihnen, wenn Sie sich vorstellen, dass jede Zehe an ihrer Spitze ein Auge hat.

- Die linke Ferse aufsetzen und das Goldei nach vorne gleiten lassen. Die Sitzbeinhöcker kraftvoll nach hinten dehnen und aus der Leiste die Oberschenkelmuskeln ausdrehen. 10-mal.

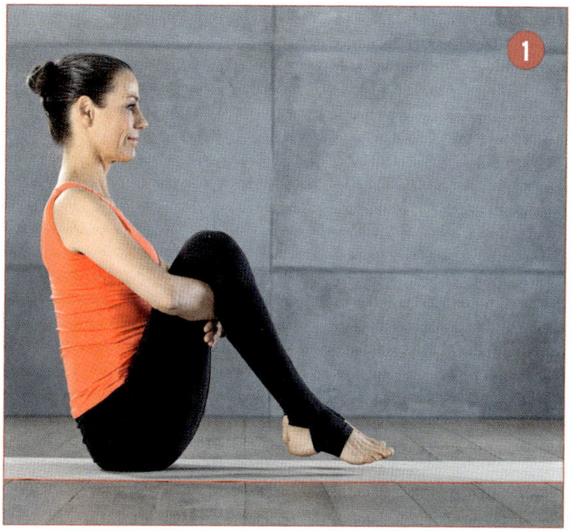

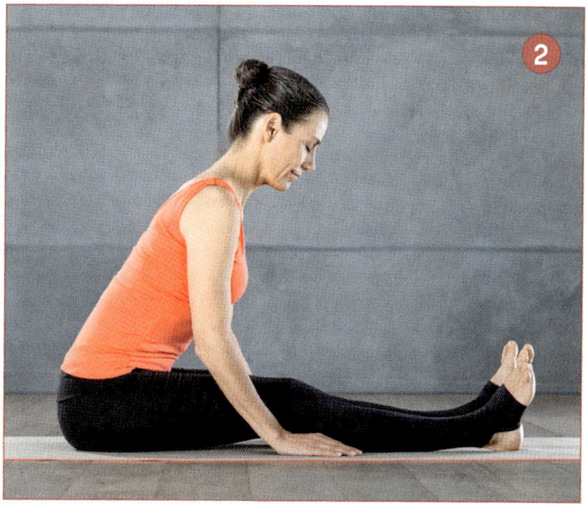

Den Unterrand des Schambeines hinter den Körper ziehen, um die Muskeln des Unterbauches und den Psoas (Hüftbeuger, siehe Kapitel »Der Bauch und sein Torso«) in die optimale Länge zu bringen.

- Hände lösen, Handrücken auf die Oberschenkel. Es folgt wieder eine Herausforderung für Ihre Imagination: Stellen Sie sich vor, Sie ziehen eine Vorhangstange aus Gold durch Ihre Schultern, von Oberarmkugel zu Oberarmkugel. Setzen Sie die Oberarmkugeln an dieser Goldstange ganz weit auseinander. Und das bleibt jetzt so, wenn Sie mit Händen auf den Beinen möglichst weit nach vorne wandern.

- Die Arme sind nämlich viel länger, wenn sie sich frei strecken dürfen. Was es sonst noch an Länge braucht, holen Sie aus der Leiste und aus den Hüftgelenken.

- Die Hände möglichst nahe zu den Fußgelenken bringen, kreuzen, Ellbogen zu den Seiten dehnen, aus der Achselhöhle die Oberarmmuskeln ausdrehen und die Fußgelenke eindrehen. Achtung, nur die Fußgelenke. Die Füße und die Kniescheiben bleiben, wie sie sind: zur Decke ausgerichtet. Handstellung wechseln, wiederholen. Je 3-mal.

- Oberkörper aufrichten, Langsitz für die nächste Übung halten.

Sind Sie in den Hüften und am unteren Rücken anfangs zu steif, um sich vorzubeugen, legen Sie ein längs gefaltetes Handtuch um die Füße, kreuzen und halten die Enden und arbeiten den Oberkörper langsam immer weiter vor, bis die Hände zum Fußgelenk reichen. Erst jetzt die Knochen eindrehen.

8. Fersenstups

- Langsitz. Hände verschränken, über den Kopf heben, zur Decke ausdrehen. Die rechte Ferse aufsetzen, das Bein leicht beugen. Unter der Kniekehle sind etwa 20 Zentimeter Abstand zum Boden.

- Fersen und Knie sind hüftschmal, die Kniescheiben zeigen gerade zur Decke hoch. Das Kreuzbein in den Körper holen. Aus der Brustwirbelsäule zum rechten Bein drehen, das erleichtert die Aufspannung der Wirbelsäule. Jetzt mit der Ferse senkrecht in den Boden stupsen und die Kettenreaktion zu den Sitzbeinhöckern aufbauen. 20-mal.

- Mit dem linken Bein wiederholen, 20-mal.

- Wieder das linke Bein auf der Ferse ausrichten, kurz in den Boden stupsen. Oder tupfen – es ist weniger als schieben, stoßen oder pressen, und doch ist es ein Tun. Nun machen Sie V im V, das heißt die Linie Großzeh-Ferse näher zur Linie Kleinzeh-Ferse ziehen. 10-mal.

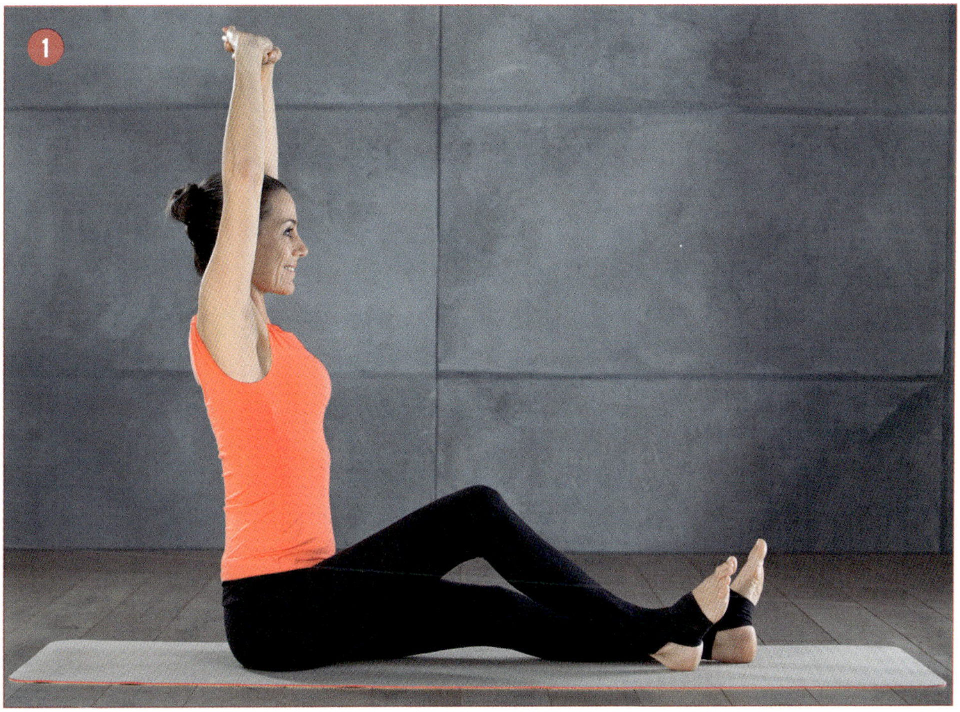

- Seite wechseln, wiederholen: 10-mal V im V im rechten Fuß.

- Ermüden die Arme, können sie auf Schulterhöhe locker gekreuzt werden.

Steigerung: Wieder das linke Bein leicht angewinkelt auf der Ferse balancieren. Den linken Sitzbeinhöcker kraftvoll nach hinten dehnen, das linke Bein ein paar Zentimeter vom Boden anheben und strecken. Die linke Ferse nach vorne und gleichzeitig den linken Sitzbeinhöcker nach hinten dehnen. 10-mal. Achtung, die Kniescheibe schaut immer gerade zur Decke hoch, wie ein Scheinwerfer.

- Seite wechseln, mit dem rechten Bein 10-mal Streckpulse machen. Langsitz beibehalten für die nächste Übung.

Ist das aufrechte Sitzen am Boden eine große Anstrengung, können Sie den groß aufgeblasenen Luftballon an eine Wand legen und sich davor setzen. Achtung, nicht anlehnen, nur aufrichten.

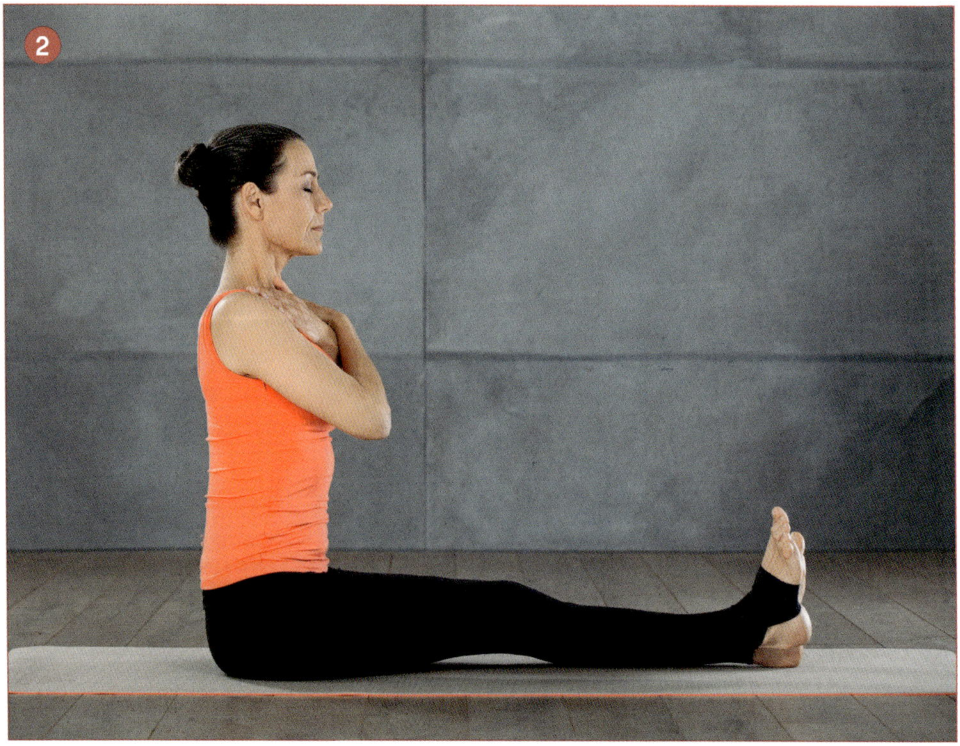

9. Beindreh

- Langsitz. LInkes Bein ausgestreckt, Zehen zur Decke ausrichten und entspannen. Rechtes Bein über das linke kreuzen, Kreuzbein in den Leib einladen und mit den anderen Wirbeln zur Decke dehnen. Rechter Fuß beckennah und ganz am Boden, Großzehengrundgelenk und Ferse sind in Bodenkontakt.

- Die Brustwirbelsäule zum rechten Knie drehen.

- Mit der linken Hand den rechten Unterschenkel vom Knöchel wegheben und eindrehen. Achtung, der Fuß bleibt am Boden, die Kniescheibe zeigt gerade zur Decke. Die rechte Hand an die rechte Leiste legen und die Oberschenkelmuskulatur beim Ausdrehen unterstützen. Die Innenseite des Oberschenkels kniewärts in die Länge »ziehdenken«.

- Dann die rechte Hand auf den Rücken legen. Die linke Hand bleibt aktiv am Fußgelenk. Aus den Sitzbeinhöckern Stelzen machen und die Dehnung ungefähr 30 Sekunden halten.

- Seite wechseln. Das rechte Bein auf die Ferse stellen, nach vorne gleiten, das linke Bein überkreuzen. Knapp über dem Sprunggelenk die Knochen eindrehen, gleichzeitig die Oberschenkelmuskeln ausdrehen. Der linke Fuß hat mit dem Großzehenballen und der Ferse Bodenkontakt, die Kniescheibe schaut zur Decke hoch.

> **LInkes Bein bleibt gerade, Fuß macht V im V, Kniescheibe zeigt gerade nach oben. Falls sich das Bein verdreht hat, wieder ausrichten.**

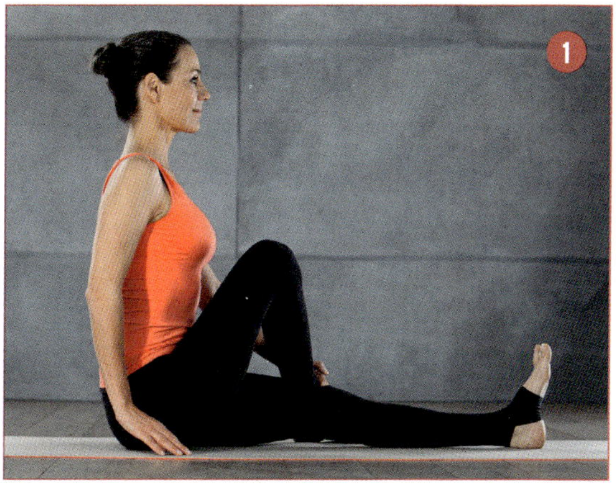

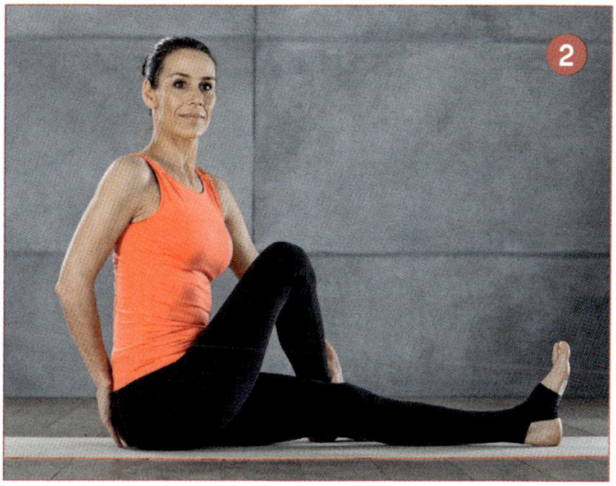

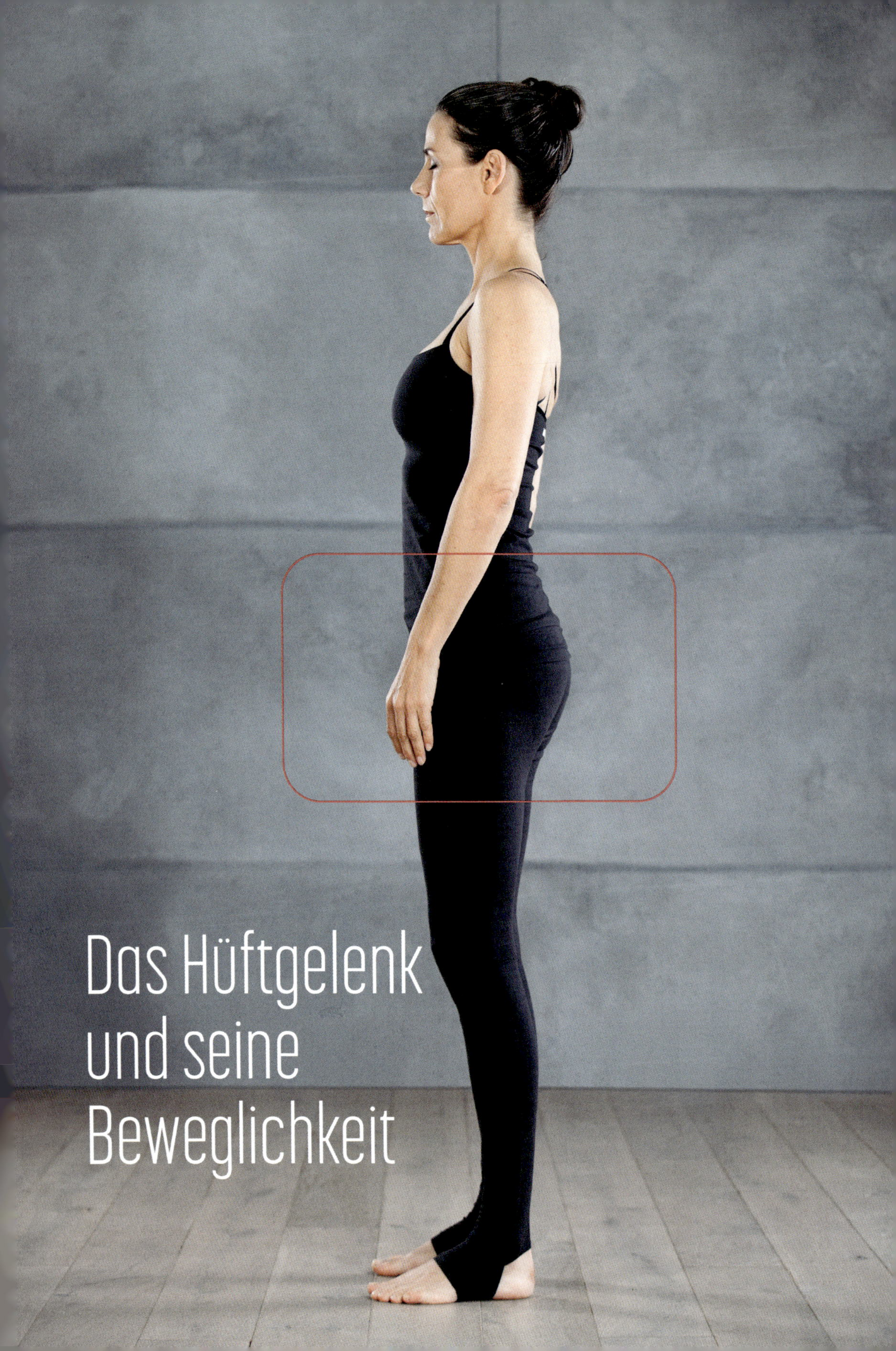

Das Hüftgelenk und seine Beweglichkeit

Das Hüftgelenk ist nach dem Knie das zweitgrößte Gelenk am menschlichen Körper. Es wird gebildet aus der Beckenschaufel (Pelvis) und dem Oberschenkelknochen (Femur). Eine dicke Knorpelschicht schützt Gelenkpfanne und Oberschenkelkopf. Dieser Kopf hat einen Durchmesser von etwa 2,5 Zentimeter und mündet in einen Knochenhals, den Oberschenkelhals. Dieser wiederum geht in den Oberschenkelknochen über. Spindel- oder schraubenartig angelegte Bänder schützen die Gelenkteile. Die halbmondförmige Pfanne ist entsprechend größer im Durchmesser als der Kopf, theoretisch etwa 2,7 Zentimeter.

Beim gesunden Kind steht der Oberschenkelhals relativ steil zur Pfanne – im Winkel von 140 Grad. Beim alten Menschen sind es nur noch 120 Grad. Auch der so genannte Antetorsionswinkel, den der Oberschenkelhals zum vorderen Rand der Hüftpfanne bildet, ist beim gesunden Kleinkind viel offener (30 Grad) als beim alten Menschen (12 Grad). Die Schuld wird natürlich wieder der guten, alten Schwerkraft unterstellt …

Durch die CANTIENICA®-Übungen wird das Hüftgelenk von jedem Druck von oben befreit. Der Körper hält sich an seiner eigenen vertikalen Mittelachse aufrecht, trägt sich selbst. Dadurch kann der Oberschenkelhals wieder in seine Originallage kommen. Das gezielte Öffnen der Leisten durch die Außenrotation der Oberschenkelmuskeln öffnet die Oberschenkel wieder zur Seite und bringt sie zurück in den bauplangerechten Winkel.

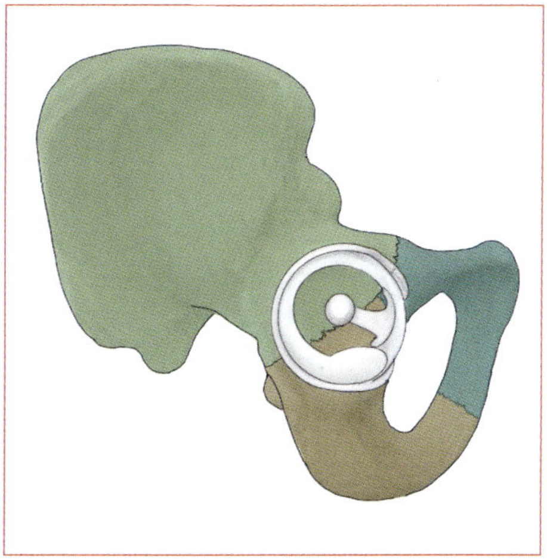

So fügen sich die Knochen einer Beckenseite im Laufe der ersten Lebensjahre zusammen. Das hintere, große Stück ist die Beckenschaufel, das untere Stück der Sitzbeinhöcker, und das Stück vorne oben bildet das Schambein. Die Knochennähte sind nicht zementiert und lassen sich mobilisieren, so lange wir leben. Ausdehnung und Zug sind Wohltat für die Knochen, Druck und Zusammenpressen machen sie krank. Im CANTIENICA®-Forum berichtet eine junge Frau, die als Kind in ein Gipsbett gesteckt wurde, dass ihr Becken »Ermüdungsfrakturen« aufweist.

Das Wichtigste ist die Ausrichtung des Beckens in seiner natürlichen V-Form. Durch das Zusammenziehen der Sitzbeinhöcker wird das knöcherne

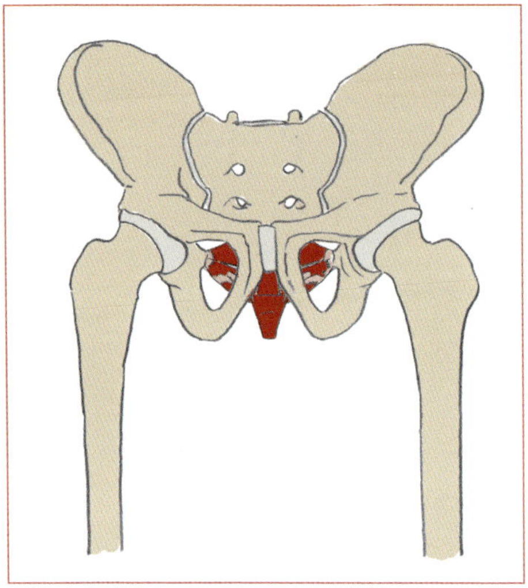

Ein schematisiertes Becken, um Ihre Idealvorstellung anzuregen. Die Beckenhälften stehen unten schmal, oben weit. Das geschieht, wenn die Sitzbeinhöcker zueinander gezogen werden. Außerdem wird durch diese Ausrichtung der Levator ani oder, in der CANTIENICA® Vivatomie der Organheber höher in den Leib gezogen, wie ein Sprungtuch. Diese Ausrichtung zieht die Organe des Unterleibs höher in den Bauchraum, sie sind geschützt und gestützt. Außerdem ist das Kreuzbein beweglich.

Becken unten schmal und oben weit. Und diese Verschmälerung am Unterrand entlastet die Hüftgelenke vollkommen.

Was bedeutet das? Hüftarthrose ist kein »Todesurteil« für das Gelenk. Arthrose entsteht, wenn Knochen aneinander reiben. Der Knorpel trägt sich an der Pfanne ab, die Knochenhaut am Oberschenkelkopf wird aufgerieben, die Gelenkflächen trocknen aus, schließlich reiben sich die Knochen auf und es kommt zum gefürchteten Knochenfraß.

Wird diese Reibung vermieden, kann sich das Gelenk wieder vollkommen erholen. Ich habe das selbst erfahren und kann es mit Vorher-nachher-Röntgenaufnahmen belegen. Mein rechtes Hüftgelenk kam auf die »Warteliste« für ein Kunstgelenk, als ich 27 war. Mit über 70 ist es vollkommen erholt: ich mache alle Arten von Spagaten und Grätschen, Bewegungen also, von denen es heißt, sie seien unmöglich noch »im Alter« zu erlernen.

Und noch ein Wunder bergen die Hüftgelenke: Kinder kommen nicht mit fertig ausgebildetem Becken zur Welt. Beim Neugeborenen besteht jede Beckenschaufel aus drei Teilen, die sich erst im Laufe der ersten 10 bis 12 Lebensjahre zusammenfügen. Zusammenfügen – das Wort ist wichtig. Sie fügen sich mit starken Knochennähten ineinander. Das heißt: Sie sind beweglich, solange wir leben! Sie können die einzelnen Teile Ihrer Beckenschaufeln also verändern, verlängern, ausdehnen, zusammenziehen. Diese Tatsache ist sehr, sehr nützlich, wenn Sie eine Hüftdysplasie beheben, einen Beckenschiefstand begradigen oder eine Beinlängendifferenz ausgleichen möchten.

10. Kluge Köpfchen

- Am vorderen Rand des Hockers aus- und aufrichten: Füße in V-Position, Knie exakt über den Fersen, eventuell den Kokosnussluftballon zwischen die Knie legen. Zehen nach vorne verlängern, Fersen nach hinten, Honigtropfen unter dem Großzehgrundgelenk und der Ferse.

- Hände verschränken, ausdrehen, Arme über den Kopf, der Kronenpunkt zielt zu den Mittelfingern. Schulterblätter am Rücken nach unten entspannen. Den Brustkorb möglichst weit vom Becken weg ziehen und aus den Sitzbeinhöckern Stelzen machen.

- Die Sitzbeinhöcker zusammenziehen und so den Beckentrichter unten

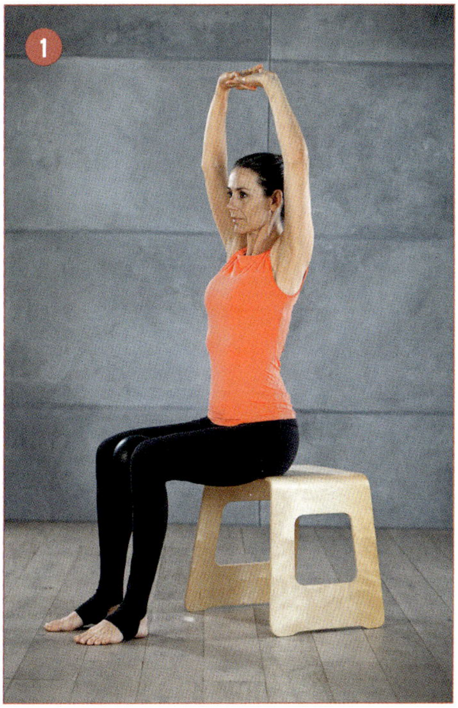

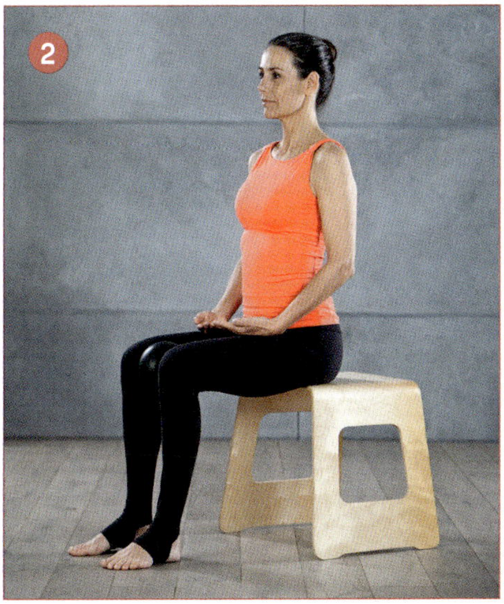

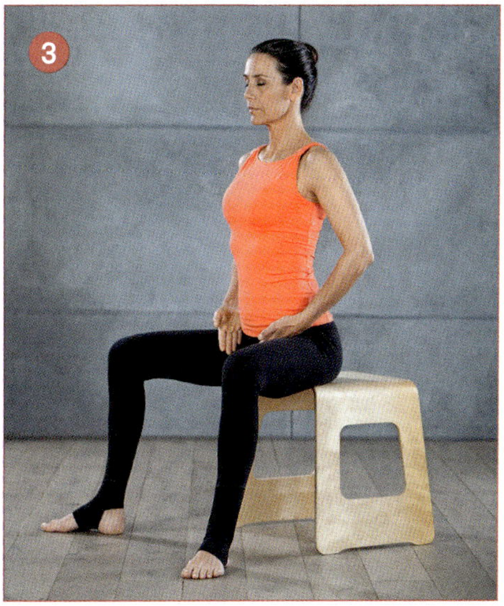

schmal und oben weit machen. Aus den Leisten die Oberschenkelmuskeln ausdrehen. Links und rechts, je 5-mal.

- Hände lösen, locker auf die Oberschenkel legen, Handrücken nach unten. Die Oberarme lang und schwer machen und auf Achselhöhe die Muskeln ausdrehen.

- Stellen Sie sich die Ihre Oberschenkelköpfchen vor und spielen Sie mit ihnen: aus der Pfanne lösen, entspannen, absenken, anheben, wieder einziehen, wieder lösen, leicht vor- und zurück »rollen«. Machen Sie butterweiche Achterbewegungen mit jedem Köpfchen an Ort. Anschließend Achterbewegungen von einem Köpfchen zum anderen.

- Legen Sie die Hände hauchzart über die Hüftgelenke und spüren Sie: Es bewegt sich! Ist das nicht großartig?

- Machen Sie mit den Zehen einen kleinen Seitwärtsschritt, mit den Fersen, mit den Zehen. In dieser angedeuteten Grätsche wieder die Sitzbeinhöcker näher zueinander ziehen und mit den Gelenkköpfchen spielen. Noch ein paar Seitwärtsschritte mit Zehen-Fersen-Zehen und wieder spielen mit den Köpfchen. Wichtig ist, dass die Knie immer über den Fersen stehen.

- Es kann sein, dass Sie die gesteigerte Durchblutung der Gelenke als Wärme spüren. Weisen Ihre Hüftgelenke schon Arthrose auf, hilft Ihnen diese Übung, die Angst vor Schmerzen und Bewegungen abzubauen.

> **Falls Ihnen diese Übung beim ersten Versuch vorkommt wie das sprichwörtliche spanische Dorf: auslassen und später wieder versuchen. Leiden Sie unter Arthrose, möchte ich Sie ermutigen, später schon morgen sein zu lassen. Denn die Übung wirkt Wunder, und sie ist so behutsam, dass Sie damit garantiert nichts falsch machen können.**

11. Schlaue Schaufeln

- Die Beine wieder hüftschmal ausrichten, Füße in V-Stellung, Knie exakt über den Fersen. Finger in die Leisten legen und etwas höher bauchwärts gleiten, bis Sie den leicht hervorstehenden »Knochendorn« der Beckenschaufel spüren. Ziehen Sie mit den Fingern diesen Dorn zart nach oben, während Sie gleichzeitig den Schambeinunterrand nach unten dehnen. Wenn sich die Bauchdecke dabei gleich strafft, so machen Sie es perfekt.

- Hände lösen, Handrücken locker auf die Oberschenkel legen, Oberarmknochen schwer und lang machen, Muskeln der Oberarme auf Achselhöhe ausdrehen.

- Aus den Sitzbeinhöckern Stelzen machen.

- Jetzt in der Vorstellung zwischen den Sitzbeinhöckern einatmen, den Atem zu den Beckenschaufeln ziehen und dort weit und großzügig ausatmen. 5-mal, die Schaufeln jedes Mal weiter machen. Finden Sie ein schönes Bild dafür: eine Lotusblume die sich öffnet, oder eine Sonnenblume.

Diese erste Atemreise zeigt Ihnen, welche grundlegende Funktion der Atem in der CANTIENICA®-Methode hat: Er wird als Mittel zur Ausdehnung, Aufspannung, Verlängerung eingesetzt. Sie können die »schlauen Schaufeln« jederzeit und unbemerkt im Alltag durchführen. So erhalten langweilige Sitzungen oder lange Fahrten zur Arbeit eine ganz neue Qualität, Sie werden spüren, diese Atemübungen steigern die Wachheit und die Konzentration.

- Zwischen den Sitzbeinhöckern einatmen und an der Beckenschaufel vorne rechts und hinten links ausatmen, möglichst gleichzeitig. Beim nächsten Atemzug vorne links und hinten rechts. Je 5-mal.

- Bei jedem Atemzug die Beckenschaufeln unten schmaler und oben weiter machen.

Steigerung: Zwischen den Sitzbeinhöckern (am Damm) einatmen und an allen vier Punkten (vorne links, hinten rechts, vorne rechts, hinten links) gleichzeitig ausatmen.

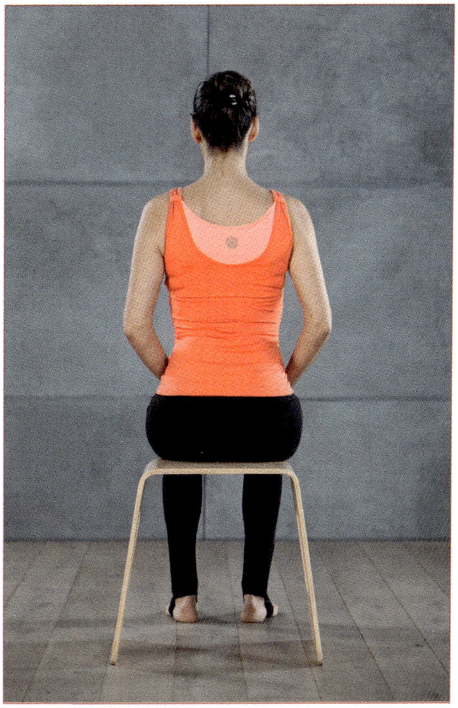

12. Doppelbecken in Aktion

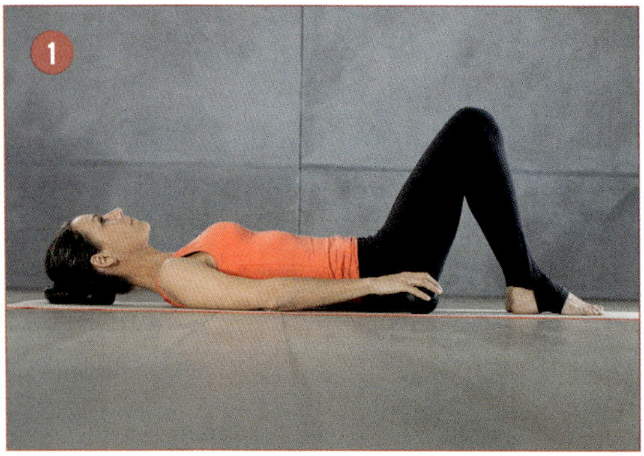

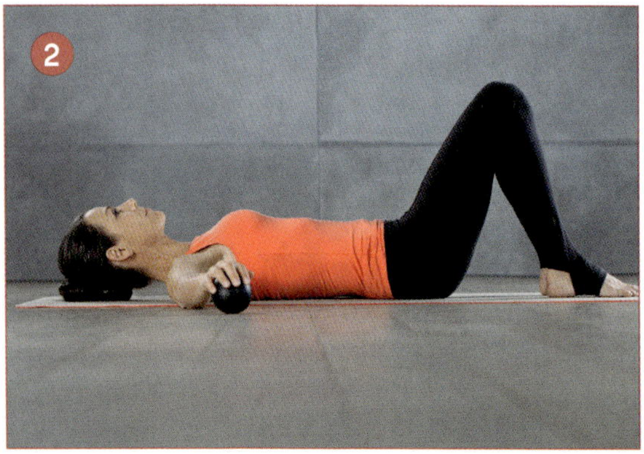

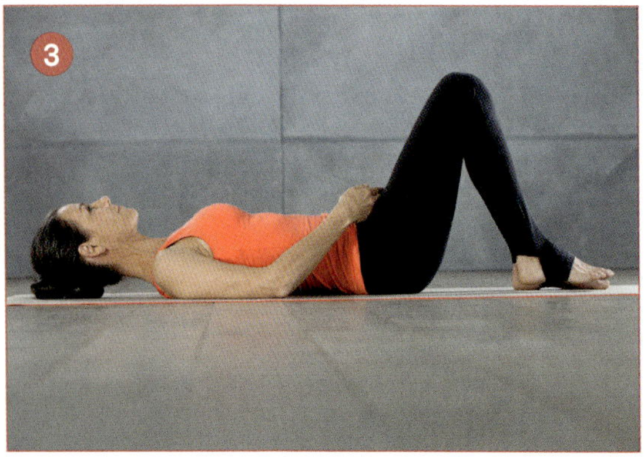

- Rückenlage einnehmen. Unter den Kopf den ganz kleinen Luftballon, damit das Kinn im rechten Winkel zum Hals zu stehen kommt.

- Füße vor dem Becken aufstellen, die Fußinnenseiten eng aneinander. Handaußenseiten auf die Leisten legen und die Leisten fußwärts schieben, soweit es geht. Wenn Sie spüren, dass die Lendenwirbel ins Schweben kommen und die Bauchseite ganz lang wird, machen Sie alles richtig.

- Mit den Zehen ein kleines Schrittchen seitwärts machen, mit den Fersen, mit den Zehen. Nun sollten Ihre Füße hüftschmal im perfekten V stehen. Möglicherweise empfinden Sie die Position der Füße schmaler als im Sitzen. Das ist normal. Bitte nicht größer machen.

- Die Arme seitlich auf Schulterhöhe ausstrecken. Die Goldstange von Mittelfinger zu Mittelfinger führen und die Oberarmkugeln an dieser Goldstange weit auseinanderziehen, bis sie ganz auf der Unterlage liegen. Auf Achselhöhe die Oberarmmuskeln ausdrehen.

- Arme entspannen und die Hände auf das Becken legen.

• Sitzbeinhöcker lang ziehen, Schambein und Steißbein ebenfalls lang machen, Richtung Fersen dehnen.

• Den Kronenpunkt in die Gegenrichtung dehnen. Rechts das Schulterblatt an den Boden abgeben, links das Becken. Das linke Schulterblatt, das rechte Becken. Je 5-mal. Die die Wirbelsäule schwebt auf der ganzen Länge.

• Jetzt die Handaußenseiten innen an den Beckenschaufeln aufrichten, sie bilden ein V.

• Sitzbeinhöckerstelzen näher zueinander ziehen, einatmen, den Atem zu den Seiten ausdehnen, beim Ausatmen die Beckenschaufeln mit den Händen zart, aber bestimmt weiter machen, am oberen Teil auseinanderziehen. 5-mal.

Steigerung: Sitzbeinstelzen zueinander ziehen, einatmen, die Schaufelränder hoch atmen, ausdehnen und die Ellbogen zu den Seiten dehnen, soweit es geht. Natürlich, ohne die Hände zu bewegen oder die Position zu verändern, Sie denken und arbeiten direkt mit und aus den Knochen. 5-mal.

• Zum Abschließen heben Sie abwechselnd die Füße leicht vom Boden, heben, senken, die Beine sind je maximal ein Gramm schwer, Sie können die »leeren« Knochen heben, ganz ohne Kraft. Die Beckenhälften bewegen sich nicht mit, der Bauch bleibt entspannt. Die Beinknochen bewegen sich frei und solitär.

Vielleicht spüren Sie Asymmetrien in den Beckenhälften. Bei einem Beckenschiefstand steht hochgezogene Beckenseite meist höher in die Luft. Lassen Sie die Hand auf dieser Seite mehr Zug zur Seite geben, bis sich die vorderen Beckenkämme genau gleich anfühlen.

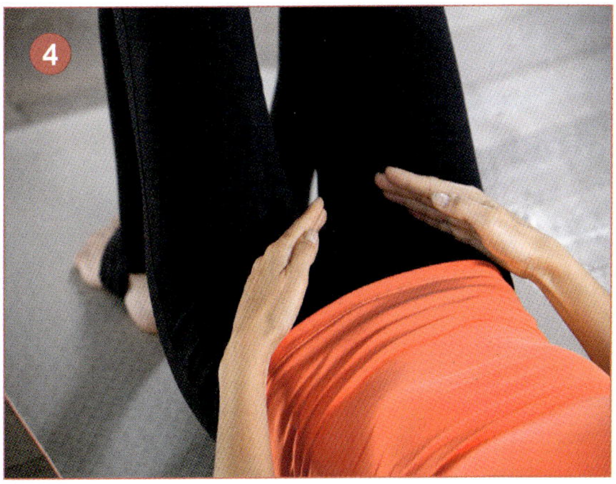

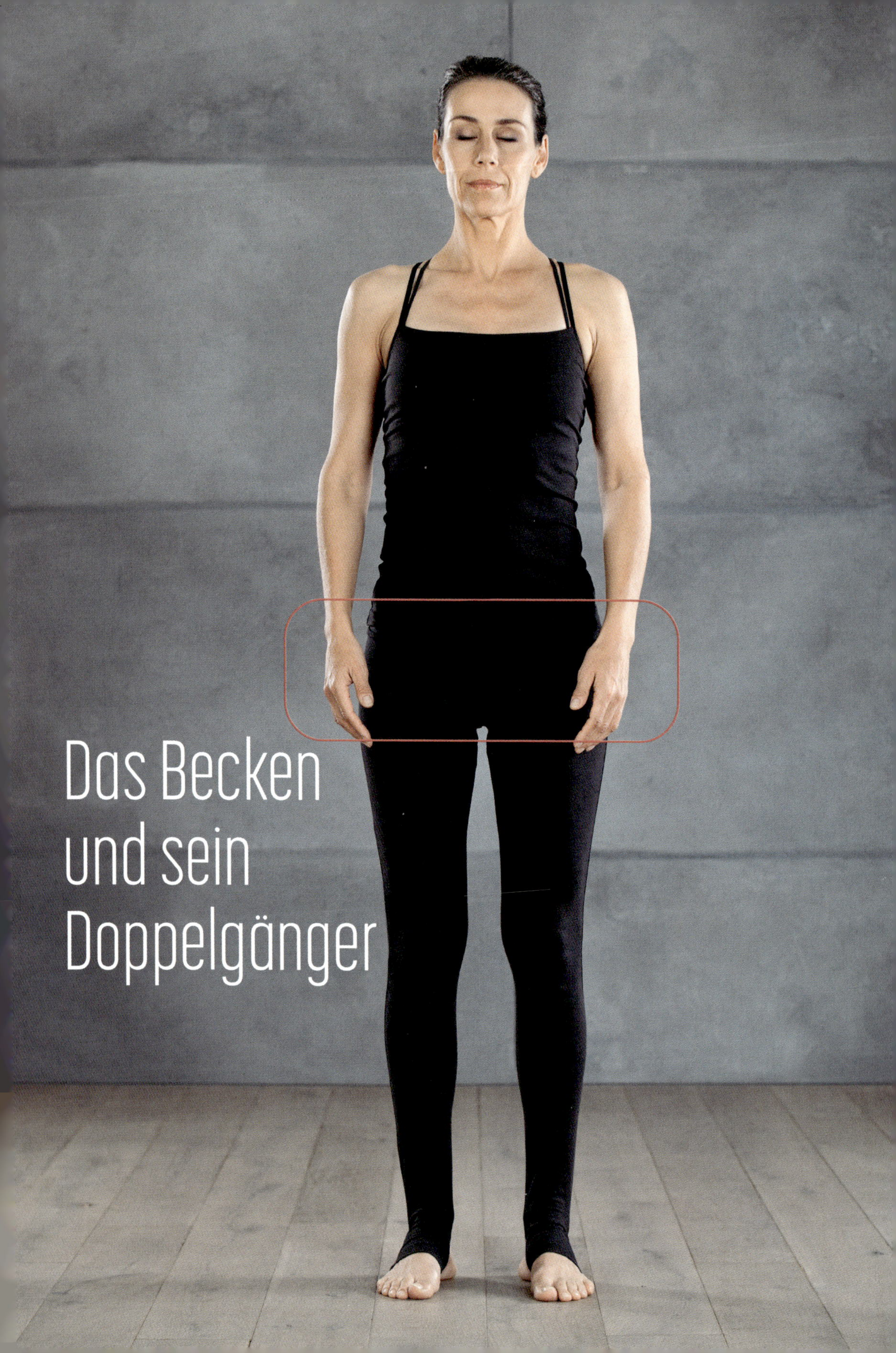

Das Becken und sein Doppelgänger

Wenn Sie Menschen beim Gehen beobachten, so werden Sie sehen, dass in unseren Breitengraden die meisten mit steifem Becken gehen. Sie bewegen es entweder am Stück hin und her, nach rechts und nach links, oder kippen es bei jedem Schritt nach vorne oder hinten. Manche Menschen bringen es wenigstens zu einer einseitigen Vor- und Zurückbewegung.

Es steckt viel mehr im Becken. Sie erinnern sich an die Massai, die sich mit zwei geschmeidigen Beckenhälften aus der Mittelachse bewegen. Stellen Sie sich ab heute vor, dass Sie ebenfalls zwei Beckenseiten haben, die sich völlig unabhängig voneinander vertikal bewegen können. Die Beckenseiten sind dafür mit einer grandiosen Gelenkkonstruktion ausgestattet: mit den Iliosakralgelenken (Articulatio iliosacralis), den Kreuzbein-Darm-Gelenken, umgangssprachlich oft auf ISG oder Kreuzbeingelenk abgekürzt.

Der eine Teil des Gelenks wird vom Kreuzbein gebildet, der andere vom Darmbein. Es sind so genannte Gleitgelenke (Amphiarthrosen), gesichert durch eine Bandkonstruktion, die der Evolution alle Ehre macht.

Die schulanatomische Meinung spricht diesen Gelenken wenig Beweglichkeit zu. »Das Iliosakralgelenk ist ein

DAS BECKEN

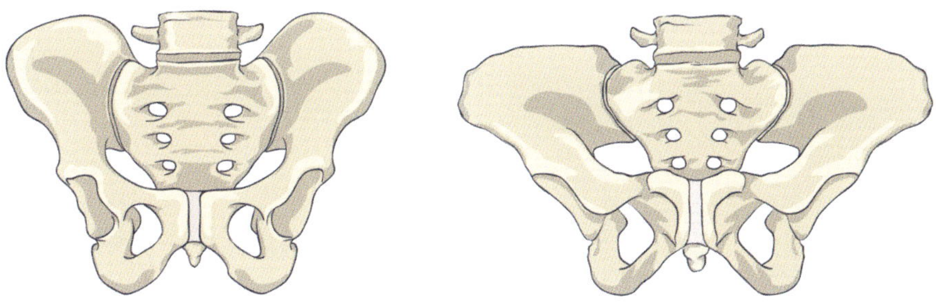

Links ein männliches, rechts ein weibliches Becken. Am Kreuzbein garantieren zwei große, nieren- förmige Gelenke die Beweglichkeit, vorne ist es die Symphyse, eine bandscheibenartige Gelenkfuge zwischen den beiden Beckenschaufeln. Es geht »dem Becken« gut, wenn die Knorpelschicht auf den Gelenkflächen intakt und der Gelenkspalt überall vorhanden ist. Falls Sie jetzt die Stirn runzeln, ob das denn bewusst machbar sei: Sie werden gleich staunen, wie einfach es ist und wie viel Wohlbefinden das produziert straffes, wenig bewegliches Gelenk mit einer engen Gelenkhöhle«, heißt es meistens. Sie werden durch die folgenden Übungen spüren, wie viel Geschmeidigkeit und Bewegung in diesen Gelenken ist.

Zusammen mit der Anpassungsfähigkeit, die aus den Knochennähten der drei Schaufelteile entsteht, ist »das Becken« also eine äußerst mobile Konstruktion! Sie müssen sich das für die Bewegung merken: Sie haben ein linkes und ein rechtes Becken, die sich vertikal und unabhängig voneinander bewegen wollen – und können.

Für alle, die an ISG-Syndrom, Kreuzschmerzen aller Art, Ischiassyndrom, Piriformissyndrom, Arthrosen an den untersten Facettengelenken (Facetten zwischen Kreuzbein und unterstem Lendenwirbel) und wiederkehrenden Hexenschüssen leiden, sind die folgenden Übungen eine SOS-wirksame Entlastung.

13. Höckerschielen

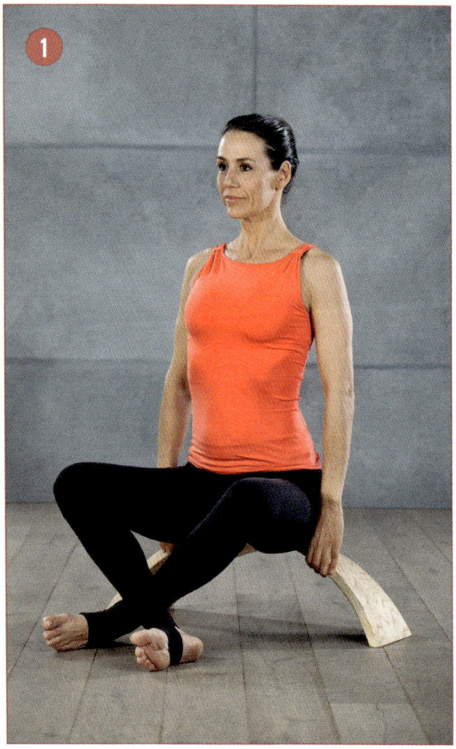

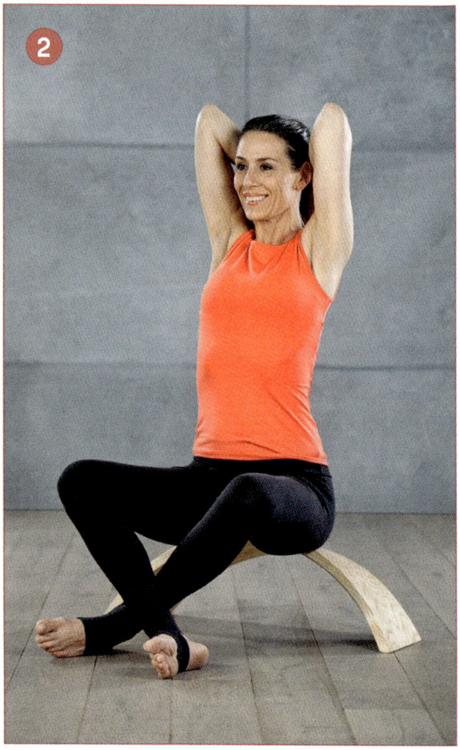

• Helen sitzt verkehrt herum auf der Meditationsbank Ombow (www.ombowde). Sie können auf dem Hocker sitzen oder am Boden einen bequemen Schneidersitz einnehmen. Die Sitzbeinhöcker nur noch ganz knapp auf der Hockerfläche und in Stelzen verwandeln. Das Kreuzbein als Chefwirbel in den Körper einholen und mit allen anderen Wirbeln zum Kronenpunkt hin dehnen.

• Arme seitlich hängen lassen. Flüssigen, warmen Honig von der Oberarmkugel bis zu den Fingern fließen lassen, die Knochen lang »ziehdenken«. Den rechten Arm nach vorne und nach oben heben, den linken Arm genauso anheben.

• Über dem Kopf die Hände verschränken und ausdrehen. Die Schulterblätter entspannen und am Rücken nach unten fließen lassen.

• Hände lösen, einen Arm nach dem anderen butterweich anwinkeln und die Hände entspannt zwischen die Schulterblätter legen. Kronenpunkt zieht zur Decke. Die unteren Rippen entspannen.

• Die rechte Kniescheibe nach vorne verlängern, den linken Sitzbeinhöcker gleichzeitig nach hinten dehnen. Gegengleich wiederholen. Je 10-mal; das mobilisiert die Kreuzbeingelenke.

• Jetzt mit dem rechten Sitzbeinhöcker durch den Hocker durch zur linken Ferse schielen. Mit dem linken Sitzbeinhöcker zur rechten Ferse schielen. Je 20-mal.

• Das Sitzbeinhöckerschielen mit den Fußstupsen kombinieren: rechts mit dem Sitzbeinhöcker schielen und gleichzeitig die Ferse und das Großzehengrundgelenk honigtropfenzart in den Boden stupsen. Links wiederholen. Je 10-mal.

> **Merken Sie sich diese Mikrobewegungen, denn genau so werden Sie demnächst laufen, die Sitzbeinhöcker bewegen die Beckenseiten vertikal, die Füße stupsen sich federleicht vom Boden weg.**

14. Vertikalzauber

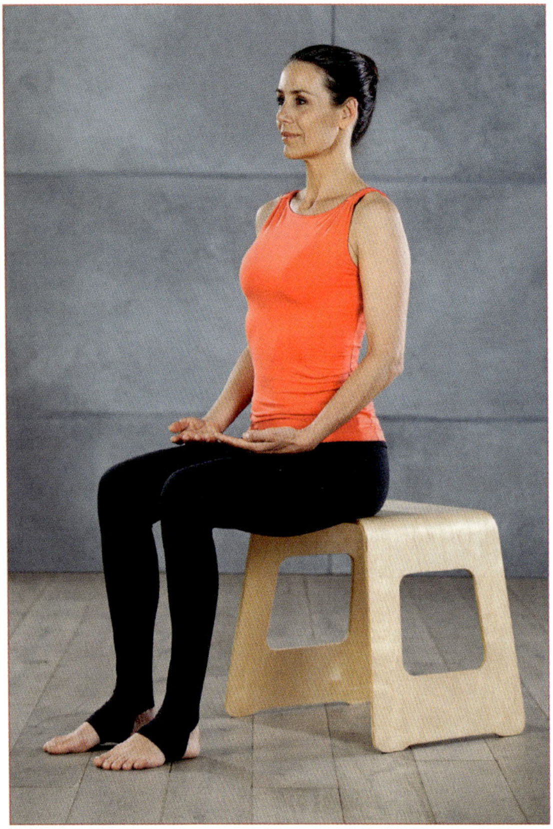

• Diese Übung zielt auf Ihre Körperwahrnehmung. Bitte nicht frustriert sein, wenn Sie beim ersten Versuch nichts oder nur ganz wenig spüren. Sie programmieren Ihren Körper um, lernen vergessene Bewegungsmuster, das ist anspruchsvoll und herausfordernd. Freuen Sie sich an den kleinsten Dingen, die Sie spüren, und loben Sie sich.

• Malen Sie sich die Mikrobewegungen im Kopf aus, finden Sie schöne Bilder für Ihr Tun. Früher oder später wird der Körper Ihrer Vorstellung folgen. Wie schnell das geht, überrascht mich immer wieder. Also: einfach dranbleiben.

• Sie sitzen immer noch oder wieder am Hockerrand, Füße V, Knie über den Fersen. Die Kniescheiben fliegen nach vorne, die Sitzbeinhöcker nach hinten. Jetzt schmieren Sie Ihre Kreuzbeingelenke ein, mit Butter, Olivenöl, warmem Honig oder flüssigem Gold. Meinetwegen auch mit Motorenöl für einen Ferrari. Die Handrücken entspannt auf die Oberschenkel legen.

• Oberarmknochen lang denken, Muskeln der Oberarme ausdrehen.

• Zwischen den Sitzbeinhöckern einatmen, mit dem Atem die Beckenschaufeln auskleiden und öffnen. Nun die rechte Beckenseite am Kreuzbeingelenk entlang gleiten (lassen), die linke Beckenseite, die rechte, die linke. Je 20-mal.

- Wenn Sie spüren, wie sich die Mikrobewegung nach oben fortsetzt und eine kleine Schwingung (Rotation) in der Brustwirbelsäule auslöst, haben Sie allen Grund, stolz auf sich und Ihren klugen Körper zu sein.

Steigerung: Hände leicht anheben, Arme anwinkeln wie zum Laufen, Daumen schauen nach oben. Die Oberarmknochen in Körperkontakt halten und die Achselhöhlen nach vorne oben »drehen«. Die linke Beckenseite nach hinten-unten gleiten lassen, in einer Mikrobewegung, und gleichzeitig federleicht das linke Bein ein wenig anheben. Die rechte Beckenseite gleiten lassen, das rechte Bein anheben.

Sie wissen, dass Sie es perfekt machen, wenn der Rücken aufrecht und lang bleibt und die Brustwirbelsäule automatisch zum sich anhebenden Bein dreht. Je leichter das Bein, umso »automatischer« die Drehung. Achtung, der Kopf dreht sich nicht mit. Fixieren Sie einen Punkt geradeaus auf Augenhöhe.

15. Bewegungszentrum

• In dieser Übung wird das Prinzip in die Rückenlage übertragen. Rückenlage einnehmen. Die Füße in V-Position, Knie exakt auf Linie mit der Ferse und dem Hüftgelenk.

• Arme seitlich ausstrecken. Goldstab von Mittelfinger zu Mittelfinger, die Oberarmkugeln an diesem Goldstab weit auseinandersetzen, Richtung Handgelenke. Das linke Schulterblatt und das rechte Becken an den Boden abgeben, das rechte Schulterblatt und das linke Becken. Je 3-mal.

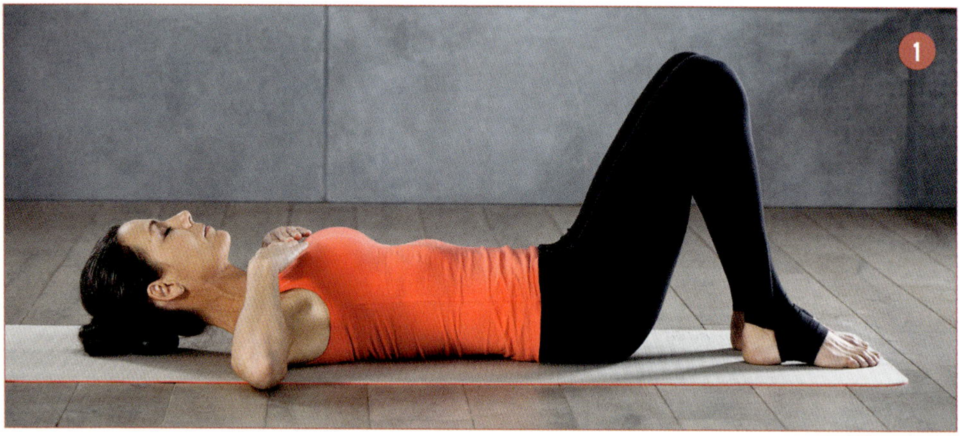

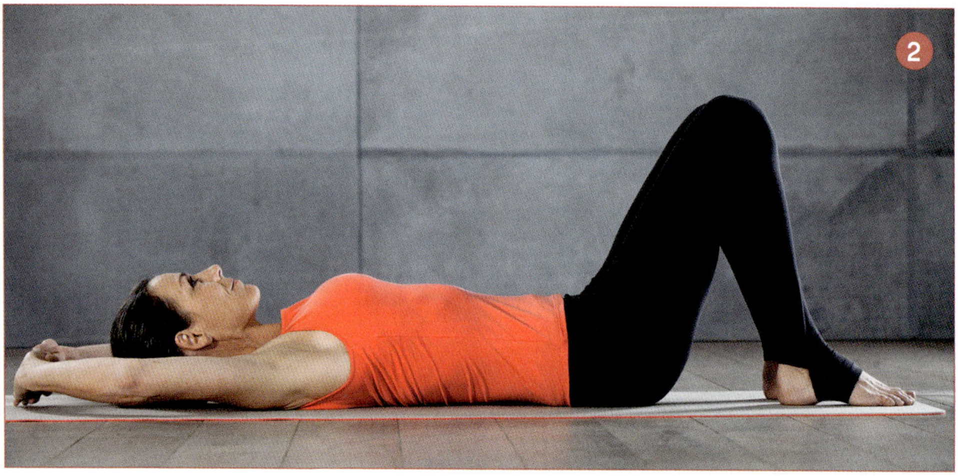

- Hände verschränken, zur Decke ausdrehen, Oberarmkugeln am Boden halten und die Arme langsam und schwerelos aus den Achselhöhlen über den Kopf senken.

- Die Sitzbeinhöcker, das Schambein und das Steißbein Richtung Füße verlängern, den Kronenpunkt in die Gegenrichtung. In der Vorstellung den Bauchnabel gleichzeitig bis zu den Füßen und bis zu den Mittelfingern dehnen.

- Stellen Sie sich jetzt vor, Ihre Sitzbeinhöcker hätten Augen.

- Das rechte Auge schielt zur linken Ferse, das linke Sitzbeinauge schielt zur rechten Ferse. Je 20-mal.

- Honig, Flüssiggold, Motorenöl oder was immer für Sie funktioniert in die Kreuzbeingelenke schmieren und die Beckenseiten vertikal lang ziehen. Rechts, links, rechts, links, rechts, je 20-mal. Die Bewegung fühlt sich noch ein bisschen zarter an als die vorherige direkt aus den Sitzbeinhöckern.

- Anhalten. Das Kreuzbein in den Körper einladen und mit den Wirbeln zum Kronenpunkt hin ausrichten. Die rechte Beckenhälfte zur rechten Ferse ziehdenken und gleichzeitig das rechte Bein maximal ein Gramm schwer anheben, wieder absetzen. Die linke Beckenhälfte lang ziehdenken und das linke Bein zwei Gramm leicht anheben, absetzen. Je 20-mal.

- Je weniger Seitwärtsbewegung bei dieser Übung entsteht, umso besser. Die neue Gangart gibt jedem Körperteil seine präzisen Aufgaben zurück; Ausweichmanöver und Gewichtsverlagerungen sind nicht mehr notwendig.

Ist Ihr Becken sehr steif oder sind Sie unsicher, wie sich ein aufgerichtetes, freies Becken anfühlen soll: Legen Sie sich auf eine höhere Unterlage (gefaltete Decke, Polsterauflage eines Liegestuhls oder so ähnlich) und richten Sie das Becken am Rand der Unterlage so aus, dass die Sitzbeinhöcker knapp über den Rand »schauen«. So zieht das Eigengewicht das Becken in die ideale Position.

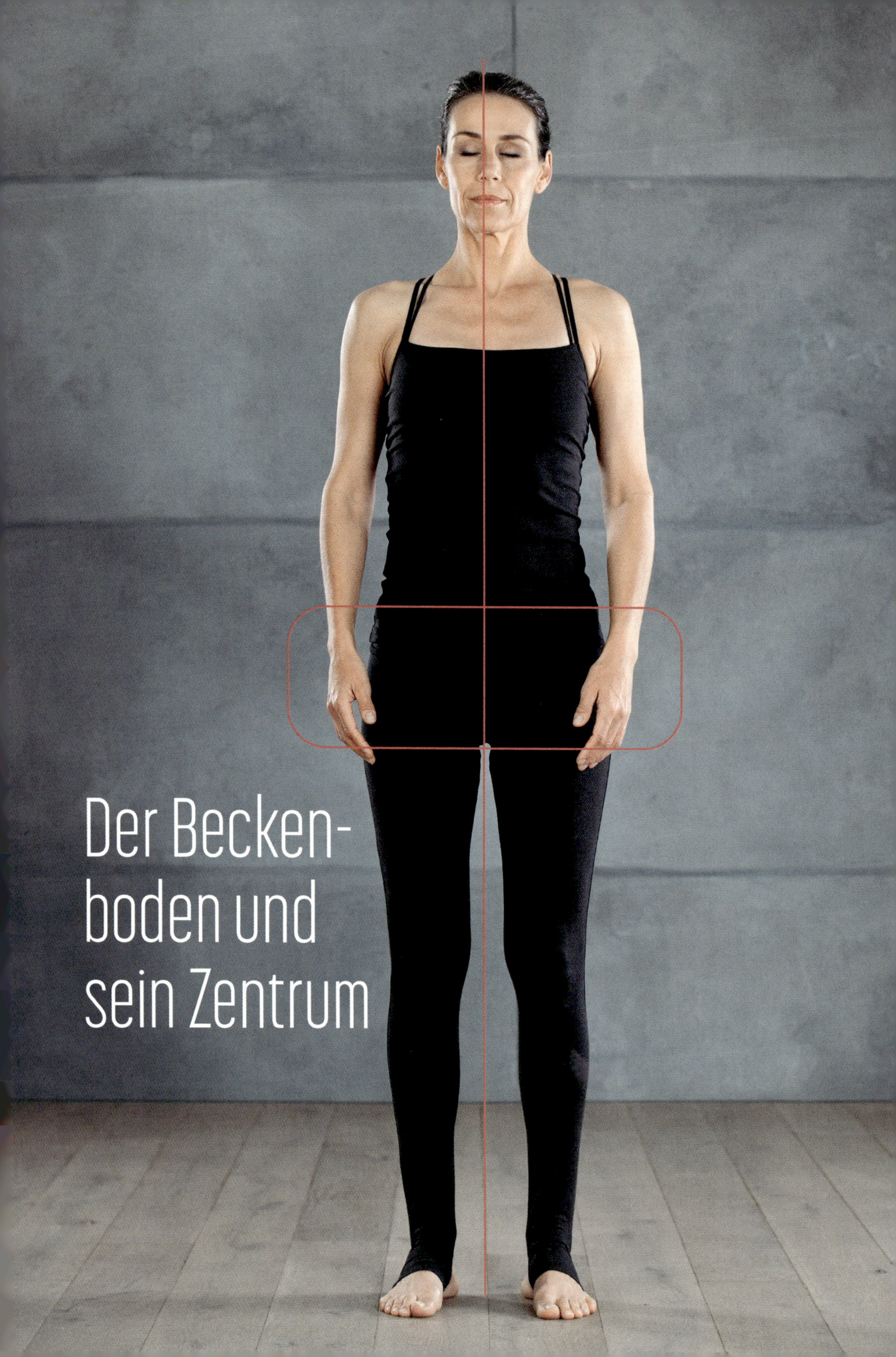

Der Beckenboden und sein Zentrum

Sie spüren wahrscheinlich längst eine Sensation um die Sitzbeinhöckerstelzen herum. Das ist gut so: Jedes Mal, wenn Sie die Sitzbeinhöcker in Bewegung setzen, aktivieren Sie den Levator Ani. So heißt die innerste Schicht der Beckenbodenmuskulatur, von einem Anatomen so getauft, der keine Ahnung hatte, was dieser »Anusheber« alles kann. Wir nennen den Muskelgiganten Organheber. Er besteht aus zweimal fünf fächerartig angelegten Muskeln, die im kleinen Becken eine Schale bilden. Gleichzeitig verbinden diese Muskeln alle Knochenteile des Beckens flexibel, dehnbar und gleichzeitig stabil miteinander.

LEVATOR ANI

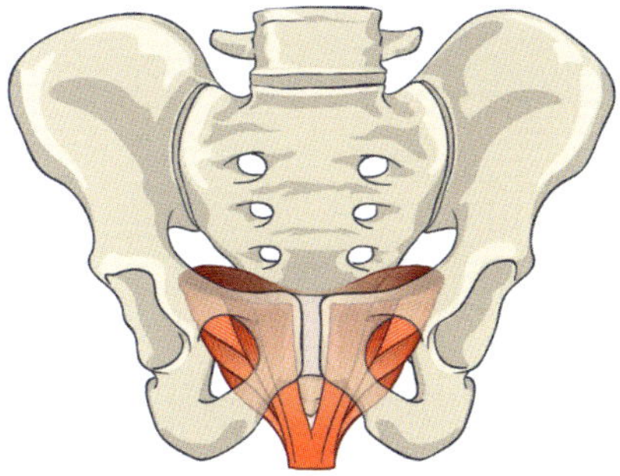

So können Sie sich den Levator Ani im Becken vorstellen. Jederzeit zu erreichen über die aktiven Sitzbeinhöcker. Im Gutlaufen aus der Tiefenmuskulatur, das Sie mit diesem Buch und den Übungen lernen, spielt er eine Hauptrolle. Im Alltag ist er ein wichtiges Zwischenstockwerk im »Hochhaus Mensch«. Wer mehr über die Beckenbodenmuskeln wissen möchte: »Tigerfeeling® – Das sinnliche Beckenbodentraining für sie und ihn« bringt Sie auf den neuesten Stand der Forschung und zeigt Ihnen die besten Übungen für Mann und Frau.

Am Kreuzbein verbindet sich der Levator Ani mit der wertvollen autochthonen Rückenmuskulatur, er schickt die Bewegungsanweisungen aus dem Becken an die Brustwirbelsäule, an die Schultergelenke und an den Atlas (Kopfträger) weiter. Der Levator Ani ist quasi die Schaltzentrale für den perfekten Kreuzgang des Menschen.

Am oberen Rand des Schambeines verbindet sich der Levator Ani mit der Bauchmuskulatur und trägt zur Stütz- und Tragkraft der gesamten Rumpfmuskulatur bei.

Das Zusammenziehen der Sitzbeinhöcker verengt das Becken unten, oben wird es gleichzeitig weiter. Dadurch werden die Muskeln des Levator Ani sprungtuchartig weiter ins Körperinnere gezogen. Das zieht auch die Organe mit. Das Training für den körpergerechten Lauf- und Bewegungsstil behebt so nebenbei auch noch Organsenkungen und Inkontinenzen aller Art.

Es ist auch dieser Organheber, der die Arbeit macht, wenn ich Sie anleite, »leere Beinknochen« oder »Ein-Gramm-Beine« anzuheben. Beim Laufen in der Leichtkraft entsteht jeder Schritt aus diesem Epizentrum – Kreuzbeingelenk und Levator Ani.

Nach dem Prinzip, wonach am Körper alles mit allem verbunden ist, reagiert der Levator Ani auf jede Aufspannung des Körpers, auf jedes Fersenstupsen, auf jedes V im V. Sie rufen ihn jedes Mal auf den Plan, wenn Sie das Becken anatomisch gut ausrichten und wenn Sie aus der Leiste die Oberschenkelmuskeln ausdrehen.

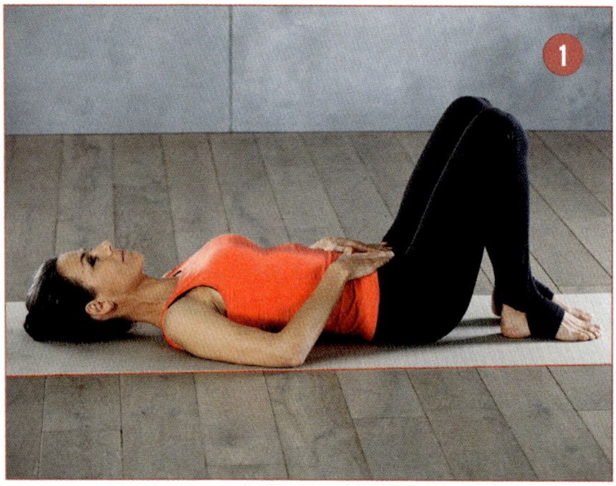

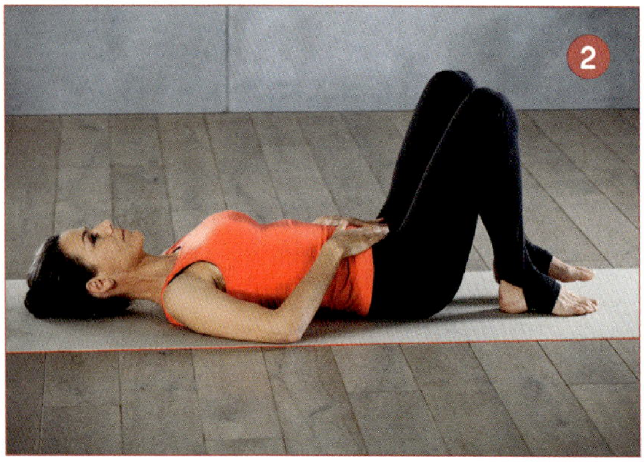

• Rückenlage einnehmen. Füße V, exakt auf Linie mit Ferse und Hüftgelenk, eventuell den Luftballon zwischen die Knie legen.

16. Rückenlang

• Hände auf den Unterbauch legen. Durch die Nase einatmen, die Ellbogen zu den Seiten spannen, die Muskeln der Oberarme ausdrehen. Überkreuz Schulterblatt und Beckenhälfte an die Unterlage abgeben. Das aktiviert den großen Teamplayer des Organhebers: das Zwerchfell.

• Die Sitzbeinhöcker etwas mehr nach unten, Richtung Boden ausrichten und dann sofort Richtung Fersen dehnen und gleichzeitig den Kronenpunkt in die Gegenrichtung ziehen. 3-mal wiederholen. Diese vorbereitende Übung soll die Lendenwirbel und die Lendenmuskeln geschmeidig machen.

Achten Sie darauf, dass die Wirbelsäule schwebt, also bitte unter keinen Umständen ins Polster drücken, wie Sie es vielleicht bisher gemacht haben. Einfach nur schweben lassen, damit sie ihre volle Länge und Leichtigkeit entfalten kann.

- Mit den Füßen V im V machen: die Linie Großzehe-Ferse näher zur Linie Kleinzeh-Ferse bringen. 10-mal gleichzeitig. 10-mal abwechselnd links und rechts. Falls Sie die Wirkung »klein« finden: Da, wo es passiert, ist es riesig. Wahrnehmen, nicht bewerten.

- Die Ferse und das Großzehengrundgelenk in den Boden stupsen oder tupfen, wie Sie es aus den Übungen im Sitzen schon kennen. 10-mal gleichzeitig. Dann 10-mal links und rechts abwechselnd. Nehmen Sie wahr, wie sich das anfühlt.

- Nun bleiben die Füße ruhig und Sie drehen die Oberschenkelmuskeln aus den Leisten aus. Nur das. Der Luftballon bleibt, wo er ist, die Beinknochen bewegen sich nicht. 10-mal gleichzeitig, 10-mal abwechselnd links und rechts.

- Verbinden Sie die drei Mikrobewegungen: gleichzeitig die Fußpunkte in den Boden stupsen, V im V-Fuß machen und aus der Leiste die Oberschenkelmuskeln ausdrehen. 10-mal gleichzeitig mit beiden Fuß-Bein-Becken, 10-mal einseitig links und rechts.

Steigerung: Ziehen Sie den linken Sitzbeinhöcker Richtung linke Ferse und heben Sie den Fuß leicht vom Boden. Wieder aufsetzen, den rechten Sitzbeinhöcker zur rechten Ferse verlängern und den rechten Fuß heben, absetzen. Je 10-mal.

- Verlagerung der Wahrnehmung: den rechten Sitzbeinhöcker zur rechten Ferse dehnen und das Bein aus der Kniescheibe leicht anheben, wieder absetzen. Links wiederholen. Je 10-mal. Mir hilft die Vorstellung, dass Marionettenfäden die Kniescheibe hoch ziehen.

- Stellen Sie sich vor, dass Sie die Beine aus den Kniekehlen anheben. Links und rechts je 10-mal.

- Und schließlich schicken Sie die Wahrnehmung in die Sitzbeinhöcker und tun so, als könnten Sie die federleichten Beine direkt aus den Sitzbeinhöckern dirigieren, links, rechts, links, rechts. Je 10-mal.

> **Je mehr unterschiedliche Möglichkeiten Sie ausprobieren und üben, umso mehr Möglichkeiten hat Ihr Körper beim Laufen im Gelände. Er wird sich bergauf, bergab, auf weicher Unterlage oder auf harten Wegen aus dieser Palette einfach nehmen, was er braucht. Rückenlage für die nächste Übung beibehalten.**

17. Brückenschlag

• Rückenlage. Die Hände verschränken, zur Decke ausdrehen, Arme strecken. Die Oberarmkugeln weit setzen und an den Boden abgeben. Schulterblätter weit machen, wie Schiebetüren zu den Seiten öffnen. Arme über den Kopf senken. Oberarme auf den Boden abgeben, Muskeln der Oberarme ausdrehen.

• Stellen Sie sich den Organheber aufrecht im Körper vor, wie eine Schal. Das Zwerchfell ist aufgespannt wie eine umgestülpte Schale. Zwischen Oberrand Organheber und Unterrand Zwerchfell ist der Abstand überall gleich groß, Betonung auf groß, vorne, hinten. Seitlich. Gestalten Sie diesen Abstand so groß wie möglich, indem Sie Becken und Brustkorb möglichst weit auseinanderziehen, und zwar hinten am Rücken, seitlich an der Taille und vorne am Bauch. Das Schambein zu den Fersen verlängern. Hinter (unter) dem Bauchnabel ist eine kleine Lufthöhle, die Wirbelsäule liegt an dieser Stelle nicht auf. Achten Sie darauf, dass dieses Gefühl während der ganzen Übung so bleibt.

• Die Sitzbeinhöcker langziehen, unter Zugspannung vom Boden weg zu den Knien hoch dehnen, die Bauchdecke ist entspannt, bildet eine Wanne. Mit diesem Zug das Becken leicht vom Boden heben. In der Luft pulsieren mit den Sitzbeinhöckern: zusammenziehen, lösen, zusammenziehen, lösen. 20-mal.

• Einseitig arbeiten: den linken Sitzbeinhöcker anziehen, den rechten, den linken, den rechten. Je 10-mal.

Sobald die Lufthöhle hinter dem Bauchnabel verloren geht, mit den

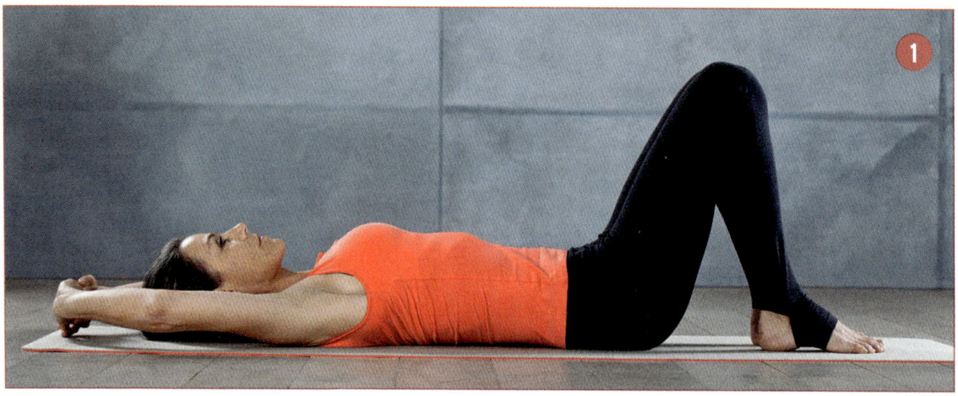

Sitzbeinhöckern voraus zurück auf die Matte und die Position neu aufbauen.

- Sitzbeinhöcker zurück auf die Matte steuern, entspannen. Auch die Arme.

- Fingerstellung wechseln. Arme zur Decke strecken, Oberarmkugeln und Schulterblätter schön setzen, absenken, neben den Ohren gestreckt halten. Ich weiß, dass ist am Anfang anstrengend, doch ist dies die Position, in der die Bauch und Rückenmuskeln lang und vernetzt sind. Denken Sie einfach daran, dass die Herausforderung Sie mit Leichtigkeit und Schönheit belohnen wird.

- Jetzt die Oberschenkelmuskeln aus den Leisten ausdrehen, ausdrehen, ausdrehen und gleichzeitig das Becken anheben, die Sitzbeinhöcker zielen zu den Kniekehlen hoch, Brustkorb und Becken stehen weit auseinander, die Bauchdecke ist entspannt. Anhalten, bevor sich die Wirbel vom Boden heben. Beidseitig aus den Leisten die Oberschenkelmuskeln ausdrehen. 10-mal. Einseitig links und rechts, je 10-mal.

- Sitzbeinhöcker voran zurück auf den Boden kommen und wahrnehmen, was sich im Becken tut.

Falls Ihre Beine zittern oder vibrieren: Das ist ein ausgesprochen gutes Zeichen. Ihre Muskeln vernetzen sich neu. Vielleicht haben Sie Muskeln entdeckt, die Sie sonst gar nicht brauchen? In den Muskelfasern erhöht sich bei gutem Gebrauch der natürliche Tremor, also die Eigenaktivität gesunder, kräftiger Muskeln. Es wird mit der Zeit und dem Training immer weniger mit dem Zittern, genießen Sie es, solange es dauert.

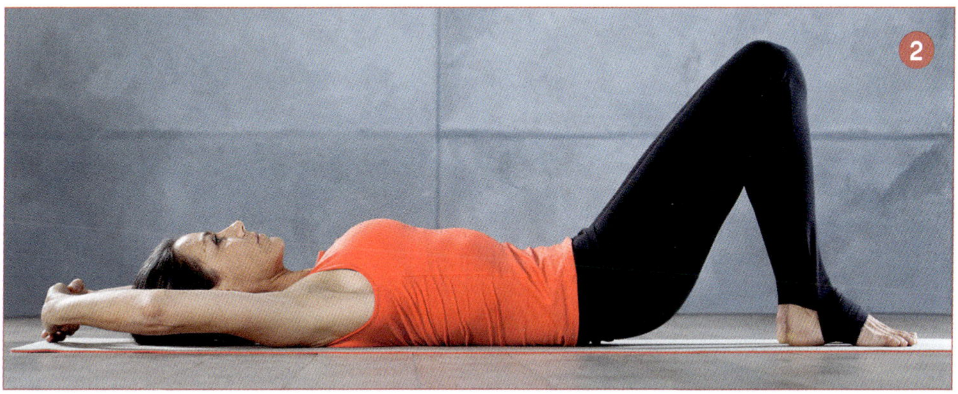

18. Achterschleifen

- Rückenlage. Beine angewinkelt, Ferse, Knie, Hüfte auf einer Linie. Die Hände entspannt auf die Rippen oder auf das Becken legen.

- Ellbogen zu den Seiten ausrichten. Schambein, Steißbein und Sitzbeinhöcker Richtung Fersen dehnen, den Brustkorb und den Kronenpunkt in die Gegenrichtung.

- Aus den Leisten die Oberschenkelmuskeln und auf Achselhöhe gleichzeitig die Oberarmmuskeln ausdrehen. 5-mal gleichzeitig.

- 5-mal überkreuz: rechts die Oberschenkelmuskeln, links die Oberarmmuskeln ausdrehen und umgekehrt.

- Jetzt ist wieder Ihr Vorstellungsvermögen gefragt: Stellen Sie sich vor, dass Sie um die Sitzbeinhöcker liegende Achten zeichnen, von links nach rechts nach links nach rechts, immer tiefer in den Körper hinein.

- Vergrößern Sie die Achterfiguren und malen Sie mit diesen schmalen liegenden Achten das Becken von innen aus.

- Wenn Ihnen das Spaß macht, können Sie auch die Flanken mit den Achten zur Seite erweitern, den Brustkorb ausmalen, die rechte Schleife weit nach rechts ziehen, die linke weit nach links.

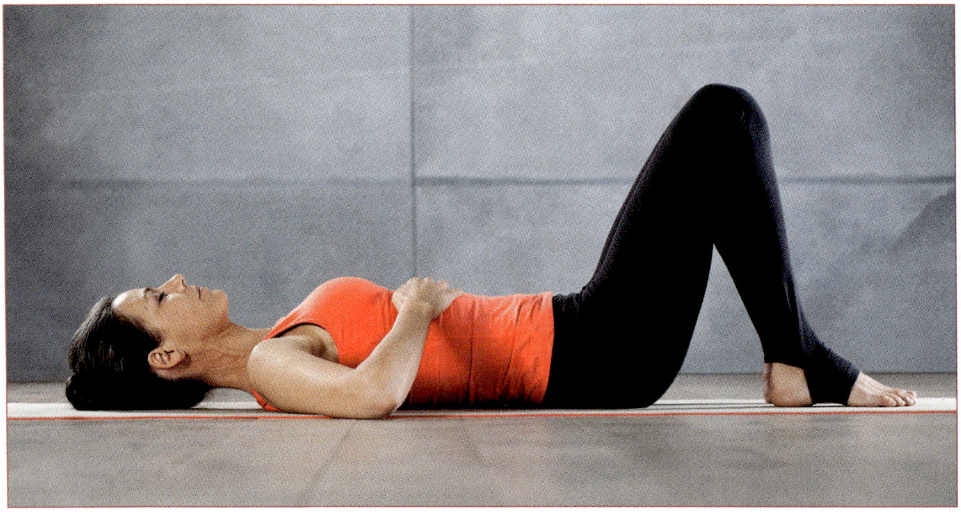

• Nun stellen Sie sich vor, dass der goldene Stab vorne in der Mitte des Bauches liegt, von den Knien bis zum Hals. Ein Parallelstab liegt in der Mitte des Rückens, unter der Wirbelsäule. Verbinden Sie diese Goldstäbe mit Achten. Sie können sich vorstellen, dass Sie eine goldene Kordel in Achterschlaufen um die Goldstäbe legen, reines Licht, einen Laserstrahl, was immer Ihre Fantasie beflügelt.

• Legen Sie Ihr Fantasiematerial in Achterschlaufen um die beiden Goldstäbe vorne und hinten. Wandern Sie von den Sitzbeinhöckern bis zum Hals. Experimentieren Sie mit großen, offenen Achten und mit kleinen, engen und nehmen Sie wahr, was sich im Körper tut.

• Diese Übung harmonisiert die Strukturen am Körper, macht die Bauchseite gleich lang wie die Rückenseite. Das befreit die Knochen und bringt 100 Prozent der Muskulatur in ihre Grunddehnung, die Voraussetzung ist für die lustvolle Bewegungsbereitschaft.

Im Spitzensport ist das Phänomen seit langem bekannt: Wer Bewegungsabläufe in der Vorstellung übt, sich alles plastisch vorstellt, verbessert seine Leistung. Hier ist das gleiche Prinzip am Werk: Sie imaginieren Ihre Sitzbeinhöcker und legen Achterschlaufen darum. Die echten Sitzbeinhöcker werden das Bild übernehmen und bereitwillig mitmachen.

Die Wirbelsäule und ihre Wahrheit

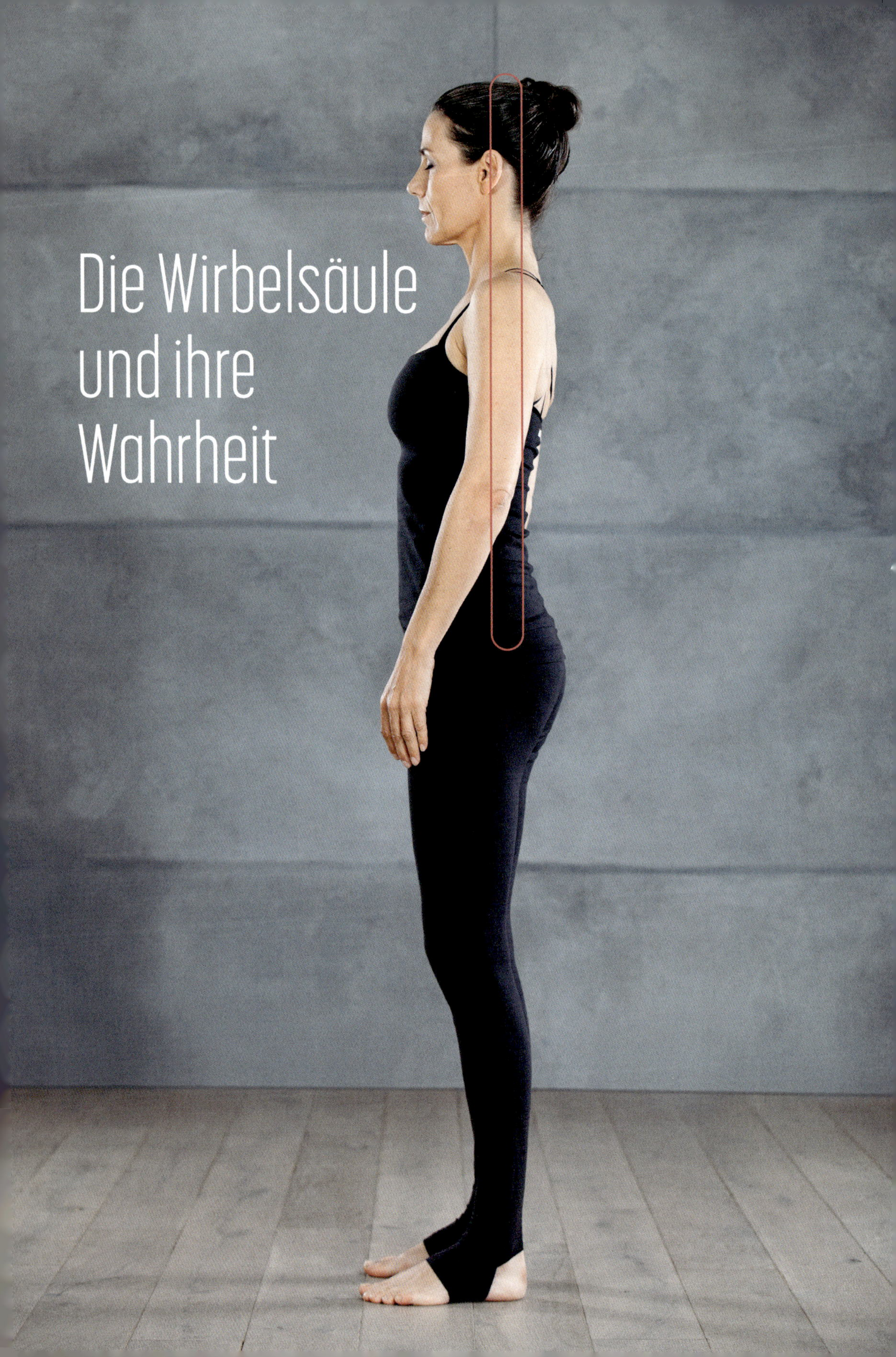

Die Wirbelsäule besteht aus dem Steißbein, dem Kreuzbein und 24 freien Wirbeln. Ich betrachte sie, im Gegensatz zur »offiziellen Anatomie«, von unten nach oben. Und setze, Sie haben das schon umgesetzt, das Kreuzbein als Meisterwirbel dazu. So sind es 25 Wirbel, die Sie von unten nach oben wie eine Säule ausrichten und aufrichten. Denn es macht einen großen Unterschied, ob Sie sich vorstellen, von oben nach unten an der Wirbelsäule zu hängen oder – von unten nach oben – an ihr zu stehen.

Jetzt haben Sie die Wahl: Wollen Sie eine »normale« Wirbelsäule? In ein S verkrümmt durch schlechte Haltung, zum Stoßdämpferdasein verurteilt, programmiert für Altersbuckel, Bandscheibenschäden, Stenosen und was »normale« Wirbelsäulen im Alter halt so produzieren, weil sie schlecht gehalten, gewartet, gebraucht werden? Oder wollen Sie eine ideale Wirbelsäule, die sich selbst trägt, aufgespannt und leicht? Geschützt, gestützt und gehalten durch ein meisterhaft angelegtes Gewirk von kleinen Muskeln?

Gehalten wird die Wirbelsäule von über 200 kreuz und quer und diagonal angelegten Muskeln, zusammengefasst unter dem Begriff »autochthone Muskulatur«. Diese autochthone (ortsansässige) Muskulatur gilt als kaum bis gar nicht willentlich beeinflussbar. Das

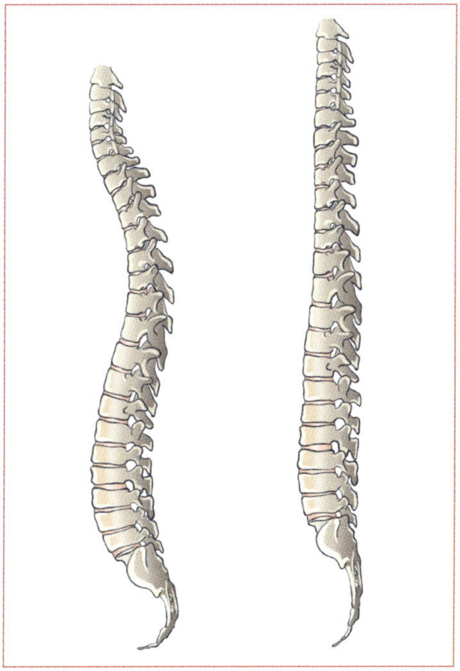

Das S links gilt als normal. Und der S-Kurve wird allerlei Nutzen zugeschrieben, um sie plausibel zu machen. Tatsache ist: In den Kurven entsteht der Druck, der zu Bandscheibendeformationen führt. Der Hauptnervenstrang wird geknickt und gereizt. Becken und Brustkorb werden gekippt und verbogen. Rechts die »gerade« Wirbelsäule. Der Spinalkanal darin verläuft gerade, das Rückenmark liegt frei und wird nirgends abgedrückt oder gequetscht. Die ultrazarte, langgezogene Linienbewegung entsteht, weil die Knochenpuffer, die den Spinalkanal hinten an den Wirbeln zusätzlich schützen sollen, unterschiedliche Größen und Formen haben. An der Lendenwirbelsäule sind diese sogenannten Dornfortsätze groß und stabilisierend, am Übergang zur Brustwirbelsäule sehr klein, auf Brusthöhe sind sie übereinander geschichtet und erlauben große Beweglichkeit. Der Übergang zum Hals ist wieder auf Sicherheit und Schutz angelegt, die eigentlichen Halswirbel sind Bewegungskünstler.

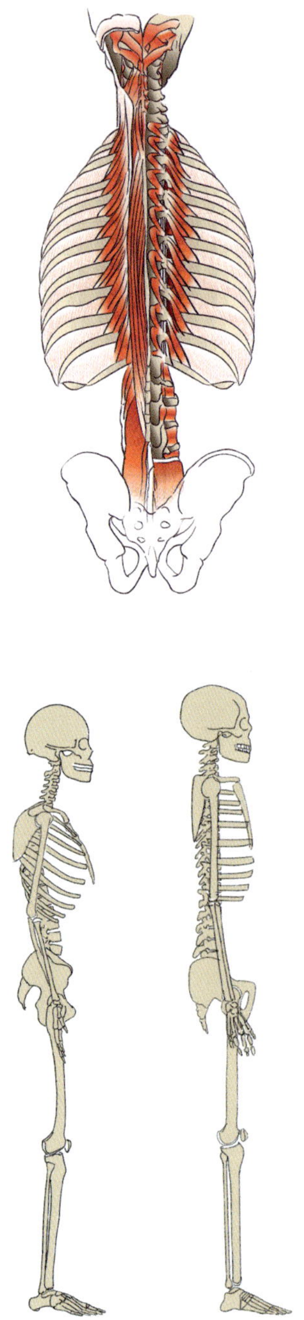

Gegenteil ist wahr: Jedes Mal, wenn Sie eine der zugegeben anspruchsvollen Beschreibungen einer Übung umsetzen, aktivieren und beleben Sie diese Muskeln. Ich kann heute, nach 15 Jahren konsequentem Training, diese autochthonen Muskeln ganz gezielt aktivieren und zu Spezialaufgaben einsetzen.

Oben: Hier sehen Sie die großartig angelegten autochthonen Rückenmuskeln. Wer sich die Mühe macht, diese köstlichen kleinen Helfer zu entdecken, zu entwickeln und gut zu warten, unternimmt meiner Ansicht nach damit das beste Wellaging-Programm und bleibt beweglich bis ins hohe Alter. Diese Muskeln sind für die Vernetzungen und Kettenreaktionen am Bewegungskörper außerordentlich wichtig.

Unten: Das Knochenmännchen links altert mit S-Kurve. Es schrumpft und fällt zusammen und muss Osteoporose fürchten. Das Skelett rechts ist aufgespannt.

19. Atemtaxi

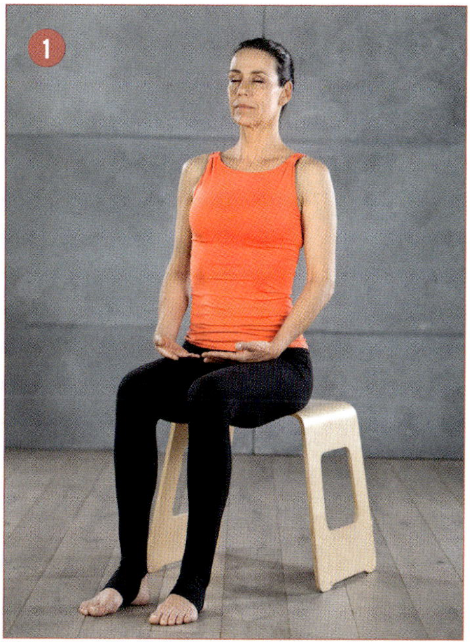

• Sie haben es bei den Achterschleifen schon erfahren: Der Atem lässt sich einsetzen, um die Vorstellung durch den Körper zu schicken. Er ist quasi das Taxi für die Informationen. Sie können die folgenden Atemübungen im Sitzen, im Liegen und im Stehen machen, wann immer Sie eine geistige und körperliche Erfrischung brauchen.

• An den Rand des Hockers setzen. Füße in V-Position, Knie über den Fersen. Kreuzbein in den Körper holen. Die Handrücken liegen auf den Oberschenkeln. Oberarme lang und schwer machen, die Muskeln auf Achselhöhe ausdrehen.

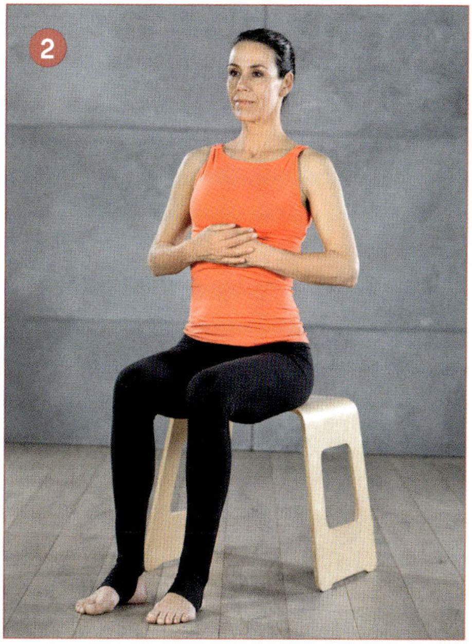

• Am Damm einatmen, den Atem in der Vorstellung innen an der Wirbelsäule hochleiten, gleichzeitig die Schulterblätter am Rücken tiefer nehmen und die Schlüsselbeine anheben. Am Kronenpunkt ausatmen. 10-mal.

• Am linken Sitzbeinhöcker einatmen, den Atem zur rechten Schulter leiten, ausatmen. Vom rechten Sitzbeinhöcker zur linken Schulter atmen. Je 10-mal. Beim Einatmen die Schulterblätter nach unten ziehen, die Schlüsselbeine anheben.

• Am Damm einatmen, innen an der Wirbelsäule hochleiten, alle Muskeln am Rumpf zum Stamm ziehen, zur Wirbelsäule hin. Stellen Sie sich vor, Ihr Torso nimmt die Form einer Sanduhr an – lang gestreckt und in der Mitte schmaler. Am Kronenpunkt ausatmen. 10-mal. Falls Sie oft Seitenstechen hatten beim alten Laufen, so hilft Ihnen diese Atemübung, die gesamte Rumpfmuskulatur beim Laufen in ihrer Länge und Kraft zu halten.

• Am Damm einatmen und den Atem wie eine Wendeltreppe um die Wirbelsäule herumwinden und gleichzeitig in die Höhe ziehen. Einmal links herum, einmal rechts herum. Je 3-mal. Die köstliche Aufspannung halten für die nächste Übung.

20. Wirbeltwist

Falls Sie sich mit der Übung sehr schwertun, ist Ihr Rücken wahrscheinlich sehr rund. Frönen Sie dem Nordic Walking, ist Ihre Brustwirbelsäule vielleicht sehr steif geworden. Einfach dranbleiben und die Aufspannung genau nehmen.

• Hände verschränken, ausdrehen, Arme zur Decke strecken. Die Schultern entspannen, die Schulterblätter nach unten ziehdenken. Auf Achselhöhe die Oberarmmuskeln ausdrehen, um die Muskeln über dem Brustkorb und am oberen Rücken gleichmäßig zu dehnen. Die Ellbogen schauen zu den Seiten und sind locker, auch wenn die Arme gestreckt sind.

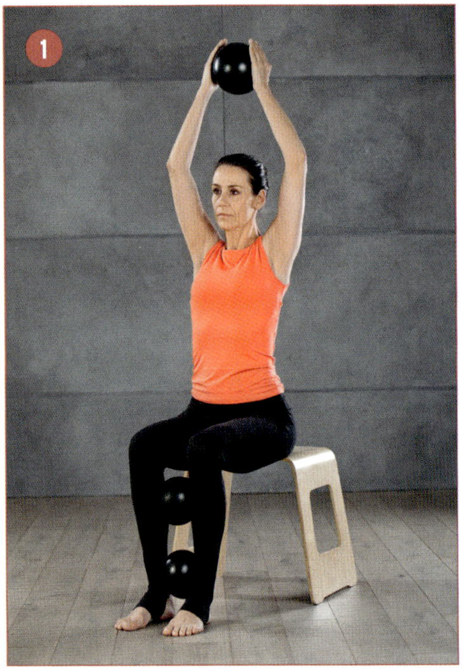

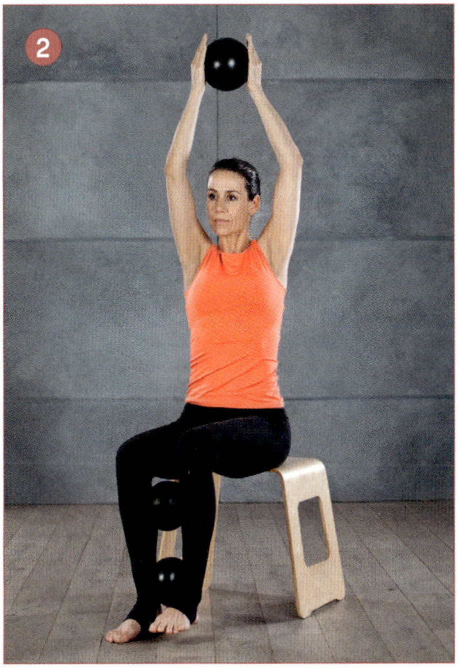

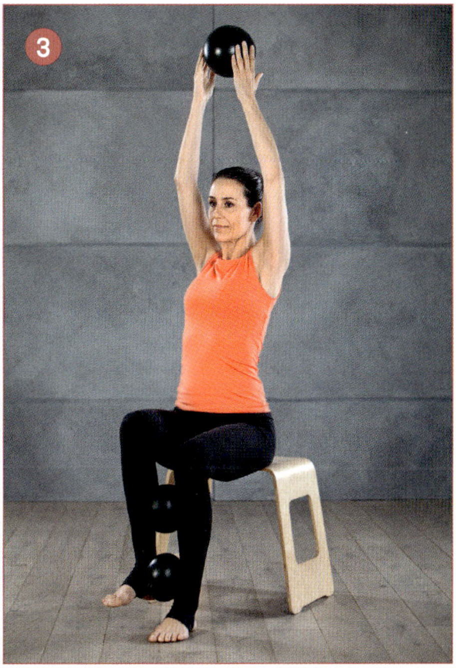

• Fixieren Sie mit den Augen einen Punkt geradeaus auf Augenhöhe. Jetzt die Brustwirbelsäule (Höhe BH-Verschluss, hoffentlich wissen Sie als Mann auch, wo das ist) nach links drehen, nach rechts, nach links, nach rechts. Je 10-mal.

Steigerung: den Goldstab durch die Oberarmkugeln schieben und die Oberarmkugeln möglichst weit auseinanderziehen. Aus der Brustwirbelsäule nach rechts und gleichzeitig das rechte Bein aus der Beckenmuskelkraft ganz leicht anheben. Absetzen. Brustwirbelsäule nach links und das linke Bein heben. Je 10-mal. Oder 50-mal, wenn es Ihnen Spaß macht.

Noch mehr Steigerung: Brustwirbelsäule drehen, Beine überkreuz anheben und absetzen und gleichzeitig den Oberkörper gerade nach vorne und hinten in behutsamen Drehpulsen absenken.

21. Säulengang

• Stehen. Zehen nach vorne, Fersen nach hinten. Unterschenkel über der Ferse ausrichten. Oberschenkel über Unterschenkel ausrichten. Dadurch wird automatisch das Becken ausgerichtet, es steht gerade, die Sitzbeinhöcker schweben hinter den Fersen.

> **Falls die Handgelenke verkrampfen, haben Sie wieder »die Schultern« verzogen und sich in den großen Brustmuskel verirrt. Die Goldstange durch die Ellbogen ziehen und ganz weit auseinander ziehdenken. Oberarmmuskeln ausdrehen.**

• Das Becken in der Vorstellung von den Oberschenkeln wegdehnen, nach oben. Alle Muskeln des Rumpfes an die Wirbelsäule ziehen, wie ein Korsett. Das zieht den Brustkorb vom Becken weg. Die Arme hängen schwer. Auf Achselhöhe die Oberarmmuskeln ausdrehen. Den Kronenpunkt hochziehen, das Kinn steht im rechten Winkel zum Hals.

• Arme schulterhoch zur Seite strecken. Goldstab von Mittelfinger zu Mittelfinger führen, Oberarmkugeln in Vorstellung bis zu Handgelenken versetzen, Oberarmmuskeln ausdrehen. Sitzbeinhöcker und Becken nach hinten ziehen, bis Fersen exakt über Knien stehen.

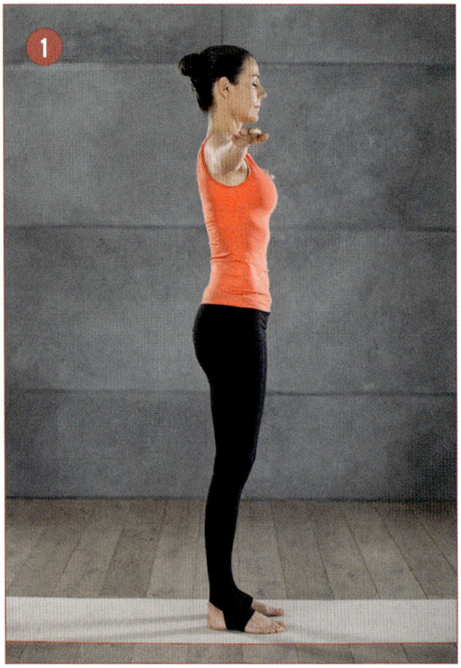

• Den rechten Arm anwinkeln, Achtung, der Ellbogen muss zur Seite zeigen, die Hand butterweich auf den Rücken legen. Den linken Arm anwinkeln, Hand auf den Rücken.

• Die Knie müssen über den Fersen stehen. Kommen die Zehen mit der neuen Freiheit nicht zurecht, und wollen in die Luft, können Sie ein schweres Kissen darauflegen. Hilft das auch nicht, machen Sie die Übung am Anfang gegen einen niedrigen Tisch, den Bettrand oder ein Sofa gelehnt.

• Mit Großzehengrundgelenk und Mitte Ferse in den Boden stupsen. 10-mal gleichzeitig, 10-mal links und rechts versetzt.

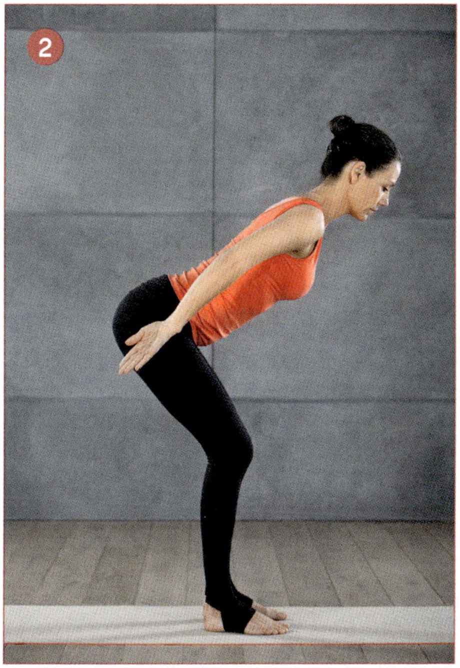

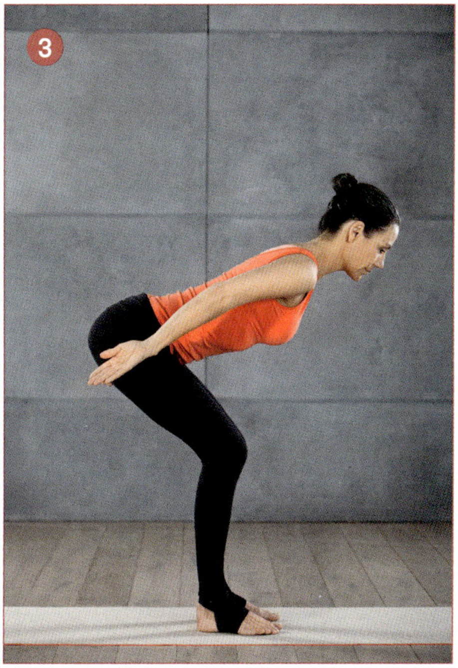

• V im V mit den Füßen zeichnen, 10-mal gleichzeitig, 10-mal abwechselnd links und rechts.

• Aus den Leisten die Oberschenkelmuskeln und gleichzeitig die Oberarmmuskeln auf Achselhöhe ausdrehen, 10-mal gleichzeitig, 10-mal überkreuz.

• Jetzt tun Sie, als würden Sie sich hinsetzen. Knie über Fersen die Sitzbeinhöcker weit nach hinten dehnen, dann wieder hochkommen. Der Torso bewegt sich wie ein Klappdeckel auf und ab. 10-mal.

Steigerung: am linken Sitzbeinhöcker einatmen, den Atem zur rechten Schulter lenken, die rechte Schulter dabei anheben, beim Ausatmen in die Ausgangslage zurück. Am rechten Sitzbeinhöcker einatmen, zur linken Schulter leiten und gleichzeitig die Schulter anheben.

• Fehlt die Kraft, um die ganze Serie am Stück zu absolvieren, machen Sie einfach kleine Häppchen daraus.

Die intensive Übung mit Varianten kräftigt die gesamte autochthone Muskulatur plus die Muskeln im Torso, die entscheidend sind für den geschmeidigen Kreuzgang: Psoas major, Psoas minor, Thoraxmuskeln, Zwischenrippenmuskeln und die Schleife des Zwerchfells.

Der Bauch und sein Torso

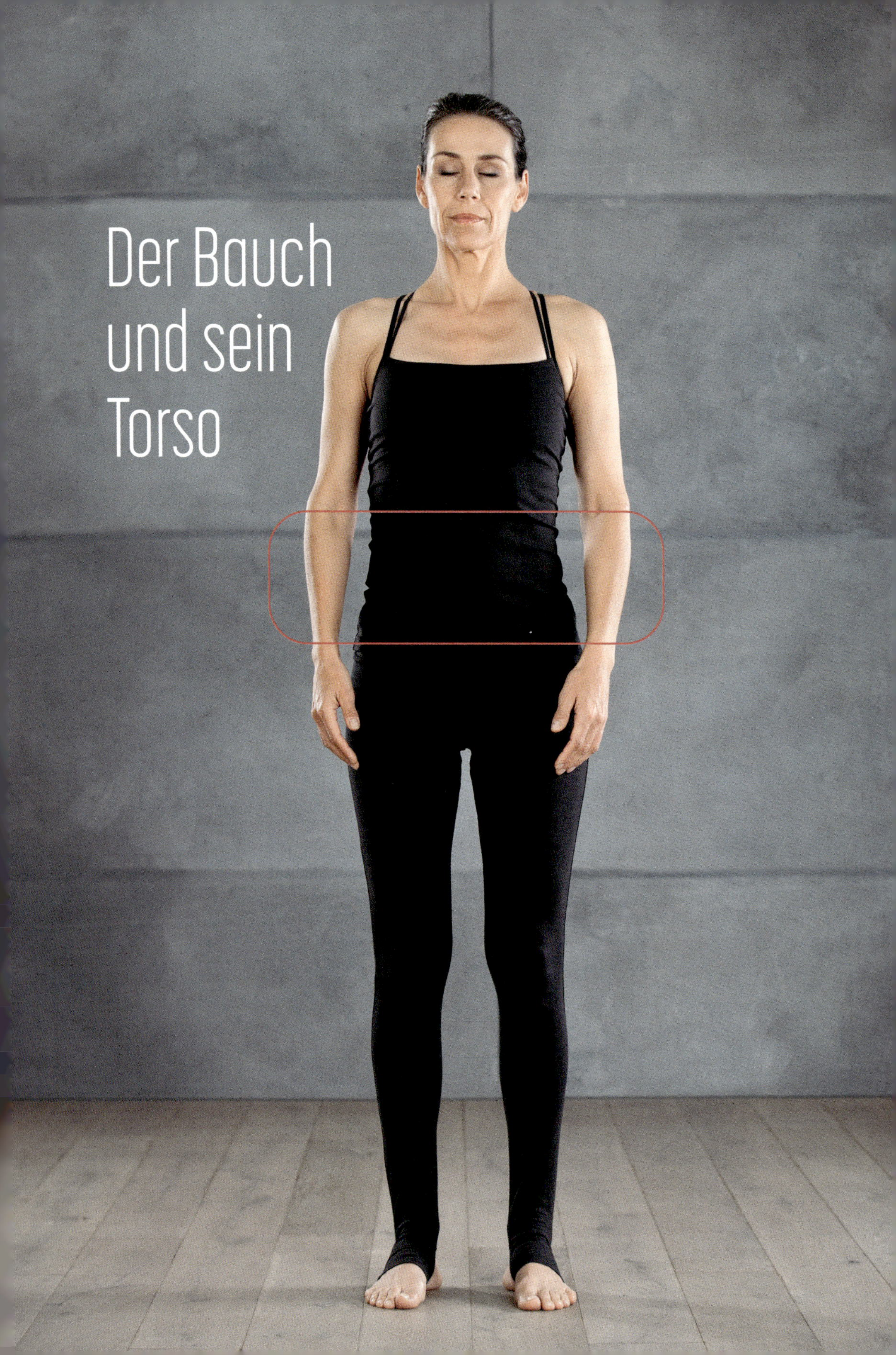

Die Bauchmuskulatur ist für den »Laufkörper« sehr wichtig. Der Bauch und der vordere Hals sind die beiden Regionen am Körper, um die keine Knochen liegen, sondern sich selber stützen und tragen müssen – 24 Stunden am Tag! Die schrägen Bauchmuskeln bilden zusammen mit den Sägezahnmuskeln und dem kleinen Brustmuskel das Kraftkorsett für die Körpervorderseite. Der quere Bauchmuskel stützt zusätzlich; gut gebraucht, ist er ein großartiger Masseur für den Darm. Der lange Bauchmuskel

ist eine perfekte Hülle. Und schließlich spielt der kleine Pyramidenmuskel als Verbindung zwischen Becken- und Rumpfmuskulatur eine richtig große Rolle.

Der aufgespannte, kraftvolle Bauch schützt beim Laufen vor Druck des Oberkörpers auf den Unterkörper, er puffert Erschütterungen ab. Er ermög-

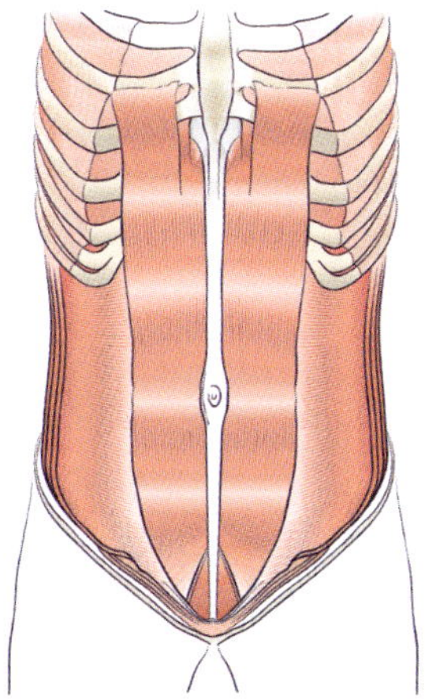

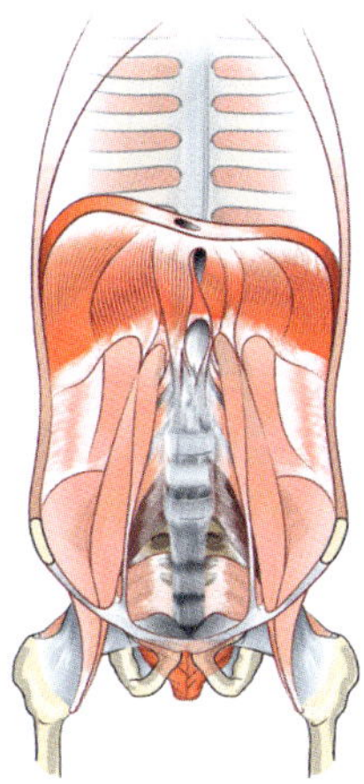

Links die Bauchdecke mit den äußeren Bauchmuskeln. Zuoberst, quergestreift, der lange Bauchmuskel mit der Mittelsehne (Linea Alba). Wird dieser Muskel zusammengeschoben, also absichtlich verkürzt, entsteht das Sixpack (Waschbrett). Darunter liegen die schrägen Bauchmuskeln, die bei der CANTIENICA®-Methode vor allem trainiert werden, weil sie die Bauchdecke bilden, die Organe schützen und stützen, die Rückenmuskulatur unterstützen und den Bauch schön formen. Rechts sehen Sie die wahrhafte Kernmuskulatur: Im Becken liegt der Levator Ani, er vernetzt sich nach allen Seiten. Der Iliakusmuskel »füttert« das Becken. Der kleine und der große Hüftbeuger (Psoas major, minor) verbinden unten (Becken) mit oben (Brustkorb). Das Zwerchfell bildet eigentlich eine grandiose »innere Rumpfmuskulatur«, und seine Schleife um die Speiseröhre ist die tiefstliegende Rückenmuskulatur, das absolute Zentrum des Körpers.

licht dem Zwerchfell die regelmäßige, entspannte und gleichmäßige Atmung. Er massiert die Organe des Unterleibes und schützt vor Seitenstechen.

Wie alle Muskeln werden auch die Bauchmuskeln in der CANTIENICA®-Methode in die Länge und in der Länge trainiert, damit sie die Knochen und Gelenke in der Bewegung unterstützen und in keiner Weise stauchen oder verkürzen. Das ist für die meisten Menschen gewöhnungsbedürftig, denn außer beim Tanz und Schwimmen werden in allen Sport- und Gymnastikarten die Bauchmuskeln in die Verkürzung trainiert. Dann werden die Bäckchen des langen Bauchmuskels zusammengeschoben, bis sie das seltsame »Waschbrett« bilden, unter dem alle Muskeln verkürzen und die Bandscheiben der Lendenwirbel ruinieren. Die Schultern werden meistens in die Rippen gedrückt, was auch noch den großen Brustmuskel kontrahiert und, an der Körperlänge gemessen, verkürzt. Mit dem Effekt, dass der Busen der Frau und die Brust des Mannes nach unten gezogen werden. Das wiederum zieht die Halsmuskeln kurz. Sehen Sie sich einmal den Hals eines typischen Bodybuilders an: Er ist kaum vorhanden.

22. Verbinden

- Rückenlage einnehmen. Beine hüftschmal anwinkeln, Füße in leichter V-Stellung. Überkreuz Schulterblatt und Beckenseite an die Unterlage abgeben, bis die Wirbelsäule schwebt. Achselhöhlen nach vorne oben aufdrehen. Einatmen durch die Nase und die Ellbogen während des Einatmens zu den Seiten dehnen. Das Zwerchfell dehnt sich und die Rippen seitlich aus.

- Handseiten auf die Leisten legen und das Becken so ausrichten, dass die Leisten völlig entspannt sind. Jetzt stimmt die Ausrichtung des Beckens.

- Die Arme seitlich ausstrecken. Darauf achten, dass die Handgelenke auf Höhe der Achselhöhle liegen, niemals höher. Die rechte Ferse aufsetzen und das Bein mit dem magischen Goldei nach vorne gleiten lassen. Das Gleiten ist wichtig, damit sich die gesamte Beinmuskulatur an der Streckung beteiligt. Sie spüren, dass es stimmt, wenn der Unterschenkel und der Oberschenkel entspannt aufliegen und unter der Kniekehle nur noch eine winzige Lufthöhle besteht.

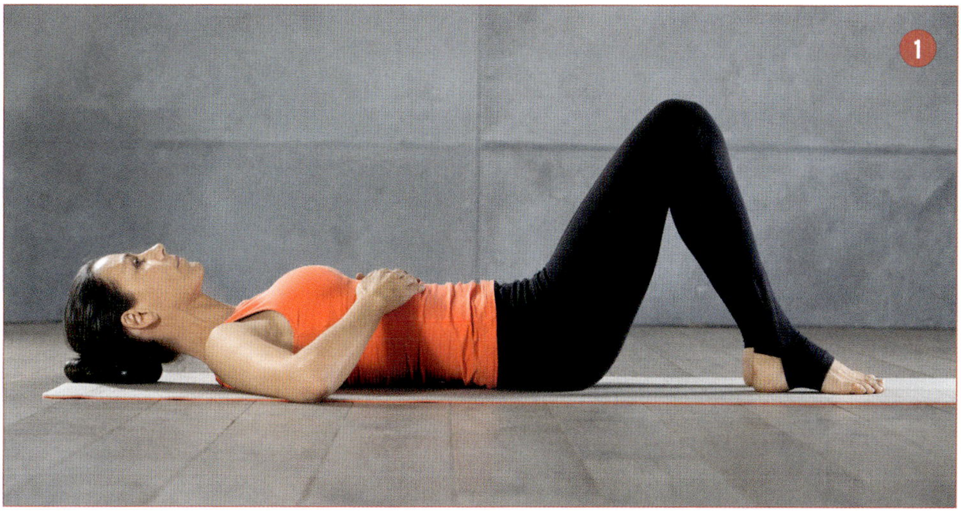
1

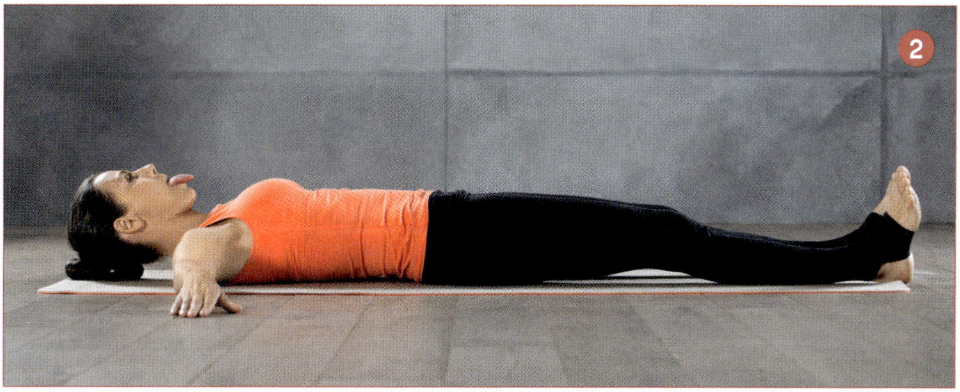
2

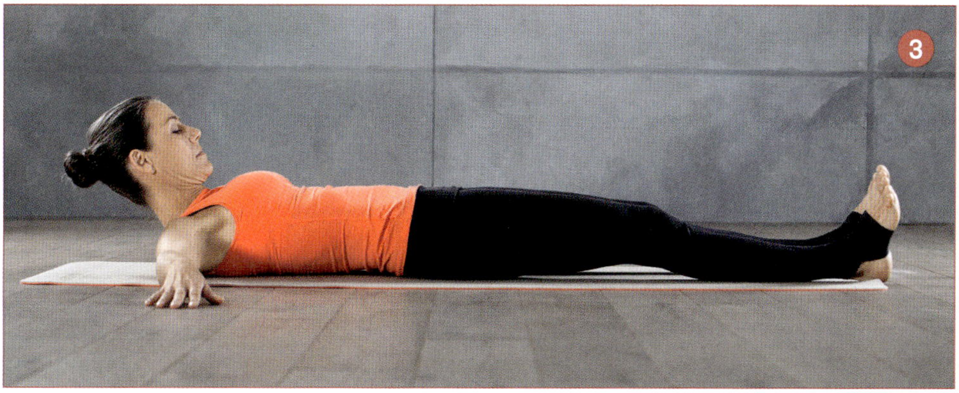
3

- Liegt der Oberschenkel nicht ganz auf, sind seine vorderen Muskeln zu kräftig angespannt und der Hüftbeuger (Psoas) wird kurz gehalten. Bein noch einmal anwinkeln, Ferse aufsetzen, aus dem Sitzbeinhöcker nach vorne gleiten.

- Das linke Bein genauso strecken. Aus den Leisten die Oberschenkelmuskeln ausdrehen. Achtung, die Füße bleiben im V ausgerichtet, und die Kniescheiben schauen senkrecht zur Decke.

- Die Zunge weit herausstrecken, die Zungenspitze Richtung Brustbein. Den Kronenpunkt nach oben ziehen, den Kopf anheben, bis das Kinn parallel zum Brustbein steht. Die Zunge in den Mund zurückziehen.

- Den vorderen Hals entspannen, die Bauchdecke vollkommen entspannen: Ziehen Sie den Bauchnabel in der Vorstellung gleichzeitig zum Unterrand des Schambeines und zur Stirn und geben Sie diese Mittellinie an die Wirbelsäule ab.

- Jetzt die Muskeln der Oberarme auf Achselhöhe ausdrehen, 7-mal. Die Muskeln der Oberarme und gleichzeitig die Muskeln der Oberschenkel ausdrehen, 7-mal.

Steigerung: überkreuz arbeiten und gleichzeitig rechts die Oberarmmuskeln, links die Oberschenkelmuskeln ausdrehen, je 7-mal. Kopf zurück auf die Matte bringen.

- Position für die nächste Übung halten.

> **Ist Ihr Rücken anfangs noch so »ungerade«, dass der Kopf in Rückenlage nach hinten fällt, unterlegen Sie den Schädel mit dem kleinen Luftballon. Es ist wichtig, dass die Muskeln vorne an Bauch, Brustkorb und Hals gedehnt sind, bevor Sie den Kopf anheben.**

23. Vernetzen

- Das rechte Bein zur Brust ziehen, das linke Bein zur Brust ziehen, den großen Luftballon zwischen die Fersen legen, Füße im V ausrichten.

- Hände verschränken, zur Decke ausdrehen. Oberarmkugeln weit und offen auf Boden abgeben. Arme absenken, bis sie entspannt neben Ohren liegen.

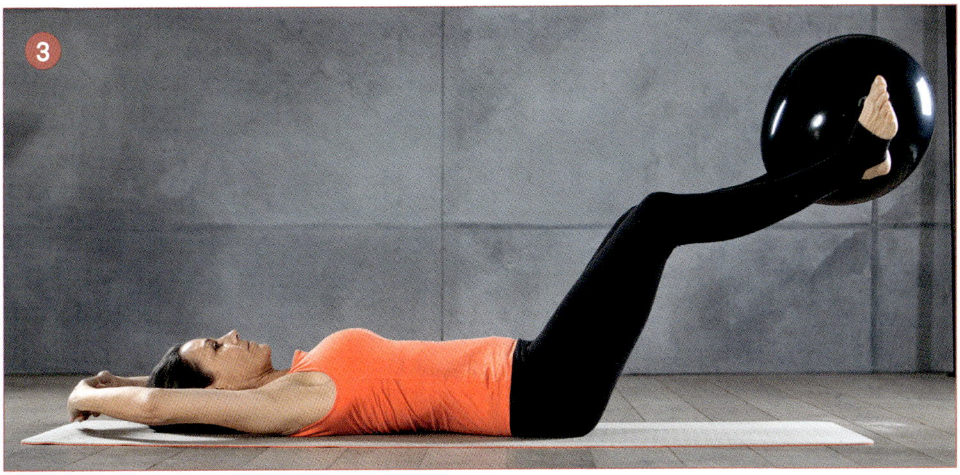
3

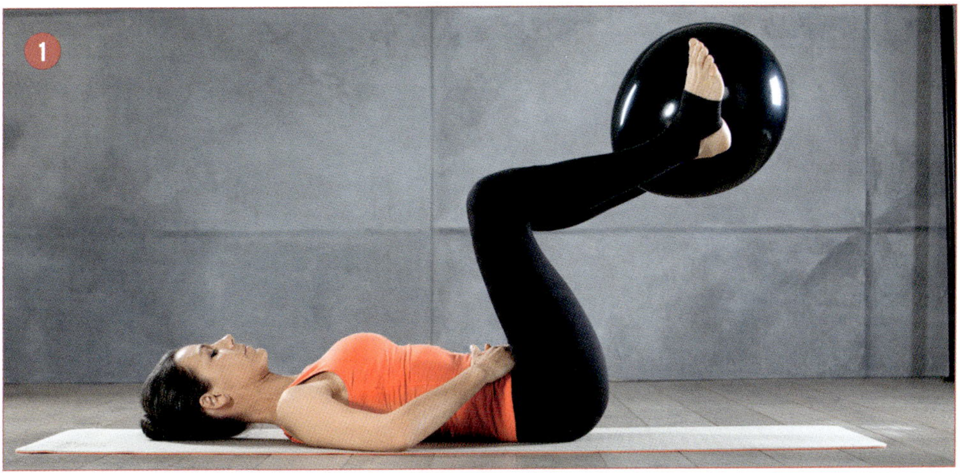
1

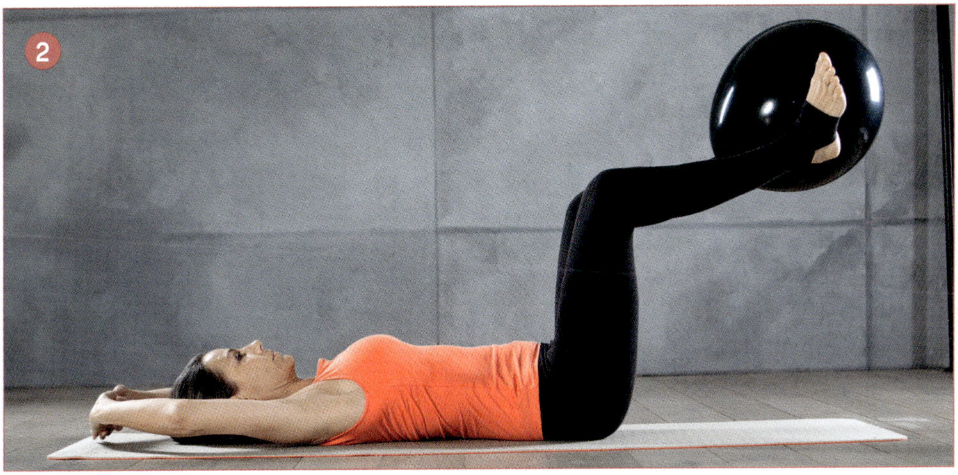
2

- Unterschenkel parallel zum Boden ausrichten. Mit den Fersen zueinander stupsen, als wollten sie sich durch den Luftballon berühren, und gleichzeitig die Muskeln der Oberschenkel ausdrehen.

- Die Bauchdecke muss entspannt sein – und genauso lang und flach, wie Sie sich Ihren Bauch optisch wünschen. »What you see is what you get«: Der Körper muss schon während der Übung schön aussehen.

- Die Sitzbeinhöcker zusammenziehen und die Unterschenkel mitsamt Luftballon weiter nach vorne schieben (vom Körper weg), anhalten, 7-mal aus den Leisten kraftvoll die Muskeln ausdrehen. Noch weiter vor mit den Unterschenkeln, 7-mal aus den Leisten die Oberschenkelmuskeln ausdrehen.

- Wiederholen, bis Sie die Bauchkraft verlässt. Sobald der Bauch sich kugelt und nach oben hervorsteht, ist die Kraft für heute aufgebraucht, Beine zur Brust ziehen, kurz entspannen.

- Die Füße mitsamt Luftballon in die Luft strecken, bis die Beine möglichst gestreckt sind. Stellen Sie sich nun vor, dass Sie rechts von der Kniekehle zum Sitzbeinhöcker eine Linie ziehen und bewusst dehnen können, links von der Kniekehle zur Ferse eine Linie ziehen und die Ferse in die Luft dehnen. Gegengleich, links von der Kniekehle zum Sitzbeinhöcker, rechts von der Kniekehle zur Ferse. 1-mal wiederholen.

- Nächster Schritt: links die Ferse zur Decke dehnen, rechts den Sitzbeinhöcker nach unten ziehen. Rechts die Ferse zur Decke, links den Sitzbeinhöcker ins Polster. Je 10-mal.

- Knie zur Brust entspannen.

> **Dieses Zug-und-Gegenzug-Prinzip hilft Ihnen, die Knochen zu unterscheiden und auseinander zu dividieren. Das gibt Raum in den Hüft- und Kreuzbeingelenken. Extrem wirkungsvoll als Prophylaxe oder Reparatur von Arthrosen.**

24. Verstärken

• Rückenlage. Beine angewinkelt. Füße in V-Position. Die Fersen zum Körper ziehen, bis die Knie mehr oder weniger über den Fersen stehen. Die Hände verschränken, zur Decke ausdrehen. Arme strecken.

• Oberarmkugeln möglichst weit auseinander auf die Unterlage entspannen. Die Arme über den Kopf senken. Die Oberarmmuskeln auf Achselhöhe ausdrehen.

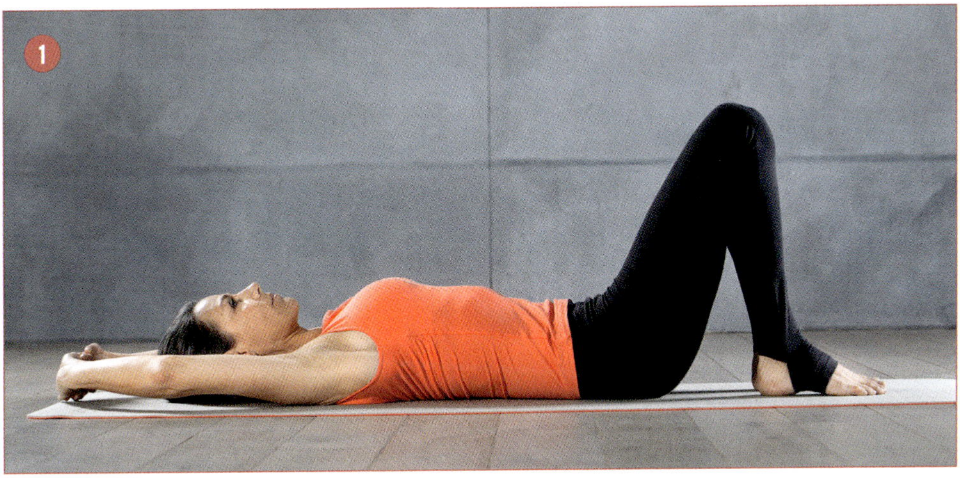

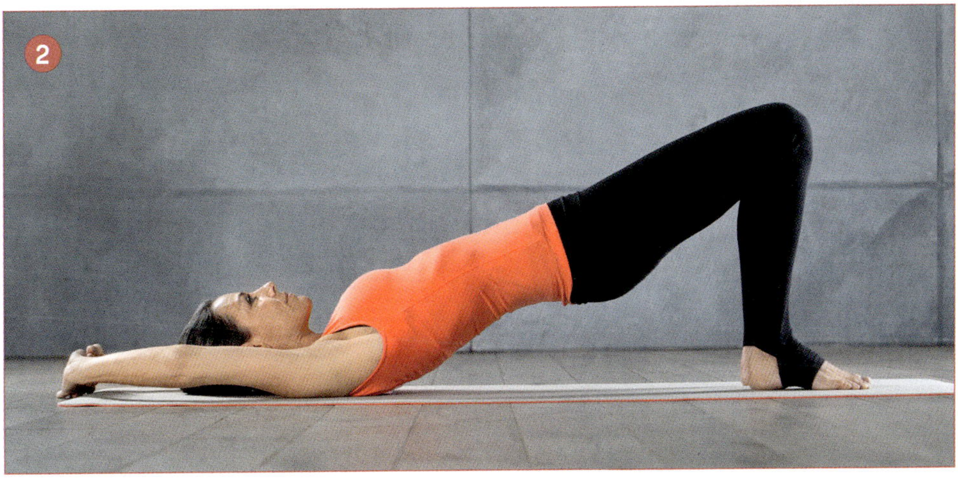

• Schambein und Steißbein nach vorne, den Kronenpunkt nach hinten dehnen und so den Brustkorb und das Becken möglichst weit auseinanderziehen. Die Muskeln der Oberschenkel aus der Leiste ausdrehen.

• Stellen Sie sich nun vor, die Goldstange führe unter den Knien hindurch und eine unsichtbare Macht ziehe die Stange nach vorne, weit über die Zehen hinaus, lassen Sie zu, dass sich der Torso anhebt und in die Luft kommt wie ein schräges Brett. Die Schultern sind am Boden, Rücken, Bauch, Oberschenkel bilden eine Linie.

> **Wenn es Ihnen schwer fällt, die Knie parallel zu behalten, legen Sie einfach wieder den kokosnussgroßen Luftballon dazwischen.**

• Im nächsten Schritt schicken Sie den Bauchnabel auf große Reise: zum rechten Knie und zum linken Handgelenk. Das »linke Becken« und den Brustkorb rechts entspannen. Umgekehrt, den Bauchnabel gleichzeitig zum linken Knie und zum rechten Handgelenk. Kosten Sie die Diagonale aus, geben Sie sich der Dehnung der Muskeln tief in Ihrem Körper hin. Jede Seite 10-mal.

Steigerung: Verpflanzen Sie den Bauchnabel auf den Rücken und dehnen Sie ihn gleichzeitig zu der einen Kniekehle und dem gegenseitigen Handgelenk. Mindestens 5-mal bis 10-mal sind auch kein Schaden.

• Um die Position aufzulösen, senken Sie beide Sitzbeinhöcker geschmeidig und entspannt wieder auf die Unterlage.

> **Sobald Sie mit diesen Bauchnabelreisen angefreundet haben, macht's der Körper von selbst, und Sie können gleichzeitig auch noch die Muskeln der Oberschenkel und Oberarme ausdrehen, und zwar immer in der Zugrichtung des Bauchnabels.**

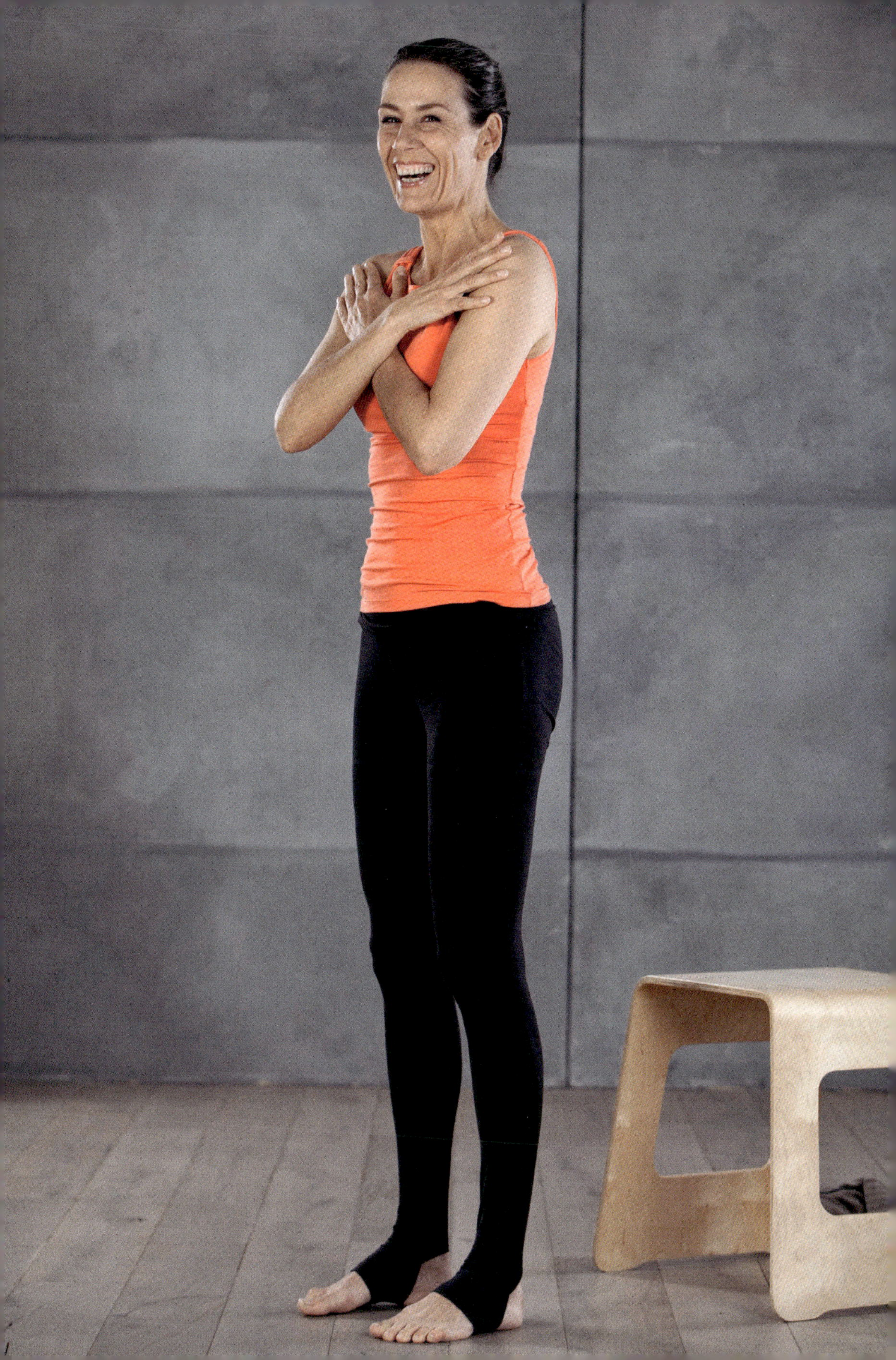

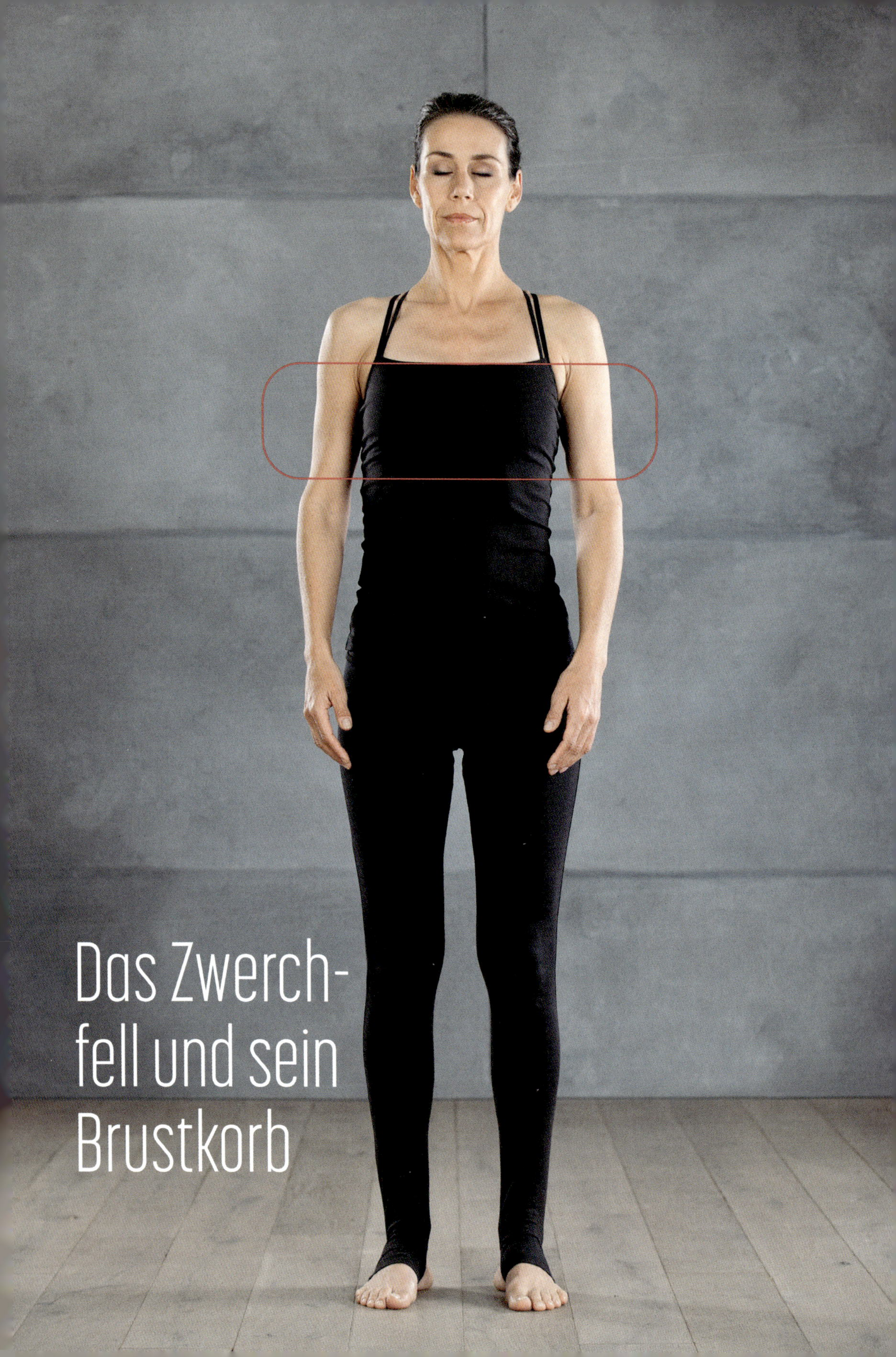

Das Zwerchfell und sein Brustkorb

Was der Levator Ani für das Becken ist, ist das Zwerchfell für den Brustkorb – ein wichtiges Zwischenstockwerk im Hochhaus Mensch. Sie haben die Einheit dieser Meistermuskeln schon gespürt. Das Zwerchfell schützt und stützt die Strukturen des Brustkorbs. Er ist die Kernmuskulatur für den Oberkörper. Außerdem steuert das Zwerchfell den guten Atem mit dem Bauch, statt in den Bauch.

Wie der Levator Ani die Knochen und Gelenke des Beckens auszurichten vermag, so beeinflusst das Zwerchfell die Ausrichtung der Rippen, des Brustbeines, der Schlüsselbeine, der Schulterblätter, des Schultergelenks und des Kopfes.

Und wie beim Levator Ani wissen ganz viele Menschen nicht mehr, wie das Zwerchfell gut genutzt wird.

Eigentlich wissen es in unserer ach so zivilisierten Welt die wenigsten. Ich könnte jetzt ganz weit ausholen, doch der kürzeste Weg zu Ihrer Überzeugung ist Ihre eigene Erfahrung. Ihr Erleben, Ihr Empfinden.

Setzen Sie sich an den vorderen Rand des Hockers oder Stuhls, wie Sie es ja nun kennen. Die Handrücken auf die Oberschenkel legen. Oberarmknochen lang machen, die Muskeln der Oberarme auf Achselhöhe ausdrehen.

Nun ziehen Sie beim Einatmen die Bauch- und Rumpfmuskeln an, wie Sie es im letzten Kapitel gelernt haben: einatmen, und alle Bauchmuskeln zum »Körperstamm«, zur Wirbelsäule ziehen, lang und gedehnt. Halten Sie diese Muskelstütze und atmen Sie weiter ein. Die Rippen gehen seitlich auseinander, dehnen sich schier unendlich, die Lunge, beziehungsweise das sie umgebende Lungenfell dehnt sich zu den Seiten, nach vorne oben, füllt den Brustraum aus. Ausatmen, die Länge und die Stütze behalten, nachspüren, wie sich die Zwischenrippenmuskeln entspannen. Wieder einatmen, die Stütze aufbauen, Schulterblätter tief und die Schlüsselbeine hoch halten, Arme schwer, überlassen Sie das Atmen der Lunge und der Luftröhre, der Brustkorb weitet sich, als würde er von einem inneren Fallschirm zum Schweben gebracht. Und ganz genauso ist es auch: Beim Laufen will Ihnen das Zwerchfell Auftrieb geben.

Das Zwerchfell besteht aus sehr vielen ineinander verwebten Muskeln, die sich seitlich nach oben ausdehnen, unterstützt von Muskeln, die innen im Brustkorb das Brustbein und die Rippen sternförmig verbinden. Zwischen den Rippen vernetzen sich Muskeln kreuz und quer und diagonal, um die Ausdehnung des Zwerchfells zu begleiten. Die Sägezahnmuskeln (Serratus anterior, posterior) geben dem Brustkorb eine Akkordeonqualität – und verhindern zusammen mit dem kleinen

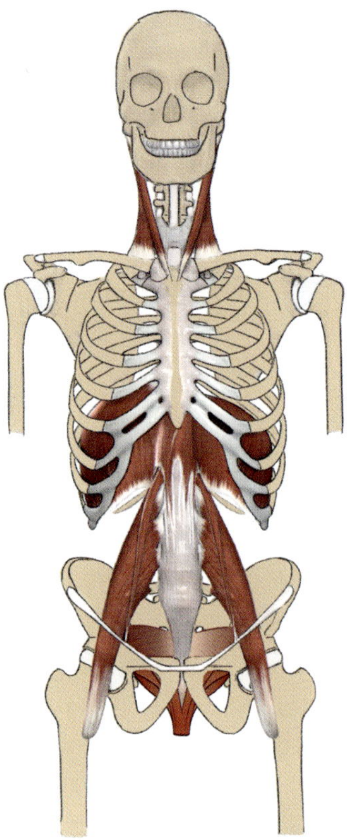

Die Kraft aus dem Körperinneren. Im Becken steht der Organheber. Er wird durch die aufgespannten Psoasmuskeln direkt mit dem Zwerchfell verbunden.

Brustmuskel zum Beispiel, dass bei Frauen der Busen hängt. Lassen Sie es zu, so hebt das Zwerchfell bei jedem Atemzug den Brustkorb weg vom Becken. Diese Dehnung massiert die Organe im Bauchraum von allen Seiten. Herz, Lunge und Leber erfahren Ausdehnung, Weite, Leichtigkeit.

Das »Dach« des Zwerchfells besteht aus Sehnenmaterial. Wird diese Sehnenmatte bei jedem Atemzug gedehnt und wieder entspannt, so bleibt sie elastisch. Wird sie im sich verengenden Brustkorb nach unten gedrückt, wird sie brüchig.

Seit ich dieses Bild vor meinem geistigen Atemauge habe, hat sich die Atmung noch einmal verändert, die Muskelwände des Zwerchfells nehmen sich die Freiheit zu noch mehr Länge und noch mehr Weite. Ich kann »die Schultern« in allen ihren Einzelteilen wahrnehmen und vollkommen entspannen. Das Brustbein ist elastisch geworden, es dehnt sich beim Einatmen in der Länge und zu den Seiten aus – über die Knorpelkonstruktion, die das Brustbein mit den Rippen verbindet. Und ich kann die Muskelschleife, die das Zwerchfell mit der Wirbelsäule verbindet, bewusst und gezielt auf- und ausrichten. Ich versuche Ihnen diese Fähigkeit mit den nächsten Übungen zu vermitteln. Denn wenn diese Schleife beim Laufen und in jeder anderen Bewegung aufgerichtet, gespannt und gedehnt ist, so sind auch die Hüftbeuger lang und gedehnt und unterstützen beim Laufen die Leichtigkeit der Beine und des Beckens.

Hinten, innen an der Wirbelsäule, ist das Zwerchfell mit einer Muskelschlinge ausgestattet, dem Hiatus oesophagus. Durch diese Schlinge führt die

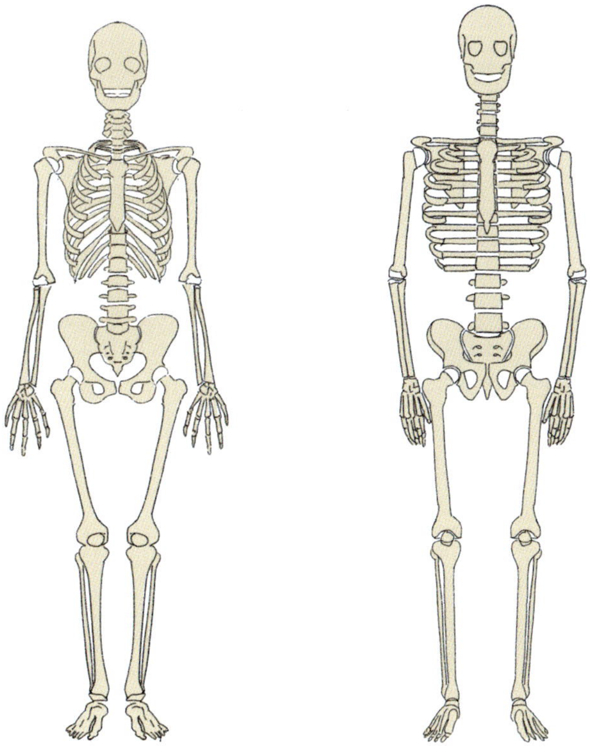

Mit diesen beiden Illustrationen möchte ich Ihre Vorstellungskraft herausfordern. Links haben wir das Knochenmännchen schon mal schön ausgerichtet, das Becken relativ aufgerichtet, die Beinachse getrimmt, die Wirbelsäule aufgespannt, die Rippen so weit begradigt, wie das möglich ist, wenn die Knochen- und Muskelstrukturen vorne und hinten gleich lang sind. Und doch, es sieht schwerfällig aus, das Skelett, der Schwerkraft ausgeliefert. Weil es, wenn es denn lebte, eben in den Bauch atmet und sich bei jedem Atemzug wieder klein macht. Die Rippen werden oben eng und unten breit und bauchig.
Rechts nun die absolut idealisierte Ausrichtung, wie sie die Illustratorin Carla Hubeli durch deftiges Befühlen und Ertasten meiner Zwerchfellexpansion beim Einatmen wahrnahm und umsetzte und wie ich es auch von innen spüre: Die Rippen oben weit und offen, elliptisch in der Form, wie es auch das gut gebrauchte Zwerchfell ist. Nach unten verjüngen sich die Rippen, der Brustkorb wird trichterförmig, genau wie das Becken durch den Einsatz des Levator Ani. Der Hals ist lang und schmal. Die Oberarmkugeln schweben auf den obersten Rippen wie der oberste Stein auf einer Skulptur. Die Schulterblätter sind bündig mit den Rippen, die Schlüsselbeine und die Oberränder der Schulterblätter (die Gräten) verlaufen gerade. Ich weiß nicht, ob ich meine Rippen in diesem Leben noch so gerade ausrichten, also vorne und hinten auf die exakt gleiche Höhe bringen kann, doch den Versuch ist es wert.

Speiseröhre zum Magen. Die Schlinge ist mit langen Sehnenbändern angemacht und bildet meiner Erfahrung nach die absolute Kernmuskulatur des Rumpfes. Genau auf der Höhe dieser Schlinge hat die Brustwirbelsäule ihre höchste Beweglichkeit.

Wer tagein, tagaus gedankenlos oder bewusst in den Bauch atmet, zwingt diese kostbare Muskulatur in die Verkürzung. Schluckauf, Seitenstechen und Reflux sind die kurzfristigen und harmloseren Folgen. Chronischer Falschgebrauch des Zwerchfells kann Asthma auslösen, Divertikel in der Speiseröhre begünstigen, Bandscheibenschäden und andere Deformationen der Wirbelsäule auslösen. Auch Organsenkungen und Erschlaffung der Beckenbodenmuskulatur werden oft durch den falschen Gebrauch des Zwerchfells ausgelöst. Ein Rundrücken mit dem typischen eingesunkenen Brustkorb bedeutet immer auch, dass das Zwerchfell kollabiert.

Für mich und die Begradigung meiner krummen Wirbelsäule war die Entdeckung des anatomisch guten Gebrauchs des Zwerchfells entscheidend. Ich hatte keinen Asthma-Anfall mehr, seit ich das Zwerchfell bei jedem Atemzug wie ein Giebelkreuzdach aufspanne, ausdehne. Die Muskelschleife hat von innen meine Brustwirbelsäule begradigt. Mein Atem- und Lungenvolumen hat sich vervielfacht. Ich bin nie mehr kurzatmig.

Sie können diese Fähigkeiten des Zwerchfells beim Laufen als Auftrieb nutzen. Durch die Unterstützung der durchwegs und immerwährend gedehnten und aktiven Rumpfmuskulatur wird Ihr Körper selbsttragend an der Mittelachse. Jeder Muskel, jede Sehne ist aktiv und beteiligt sich mit kreatürlicher Lust und Perfektion an dem, was Ihr Körper am liebsten macht: sich bewegen.

25. Knochen dehnen

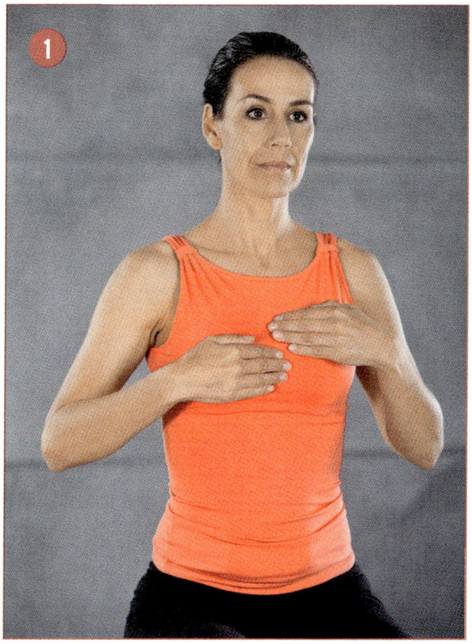

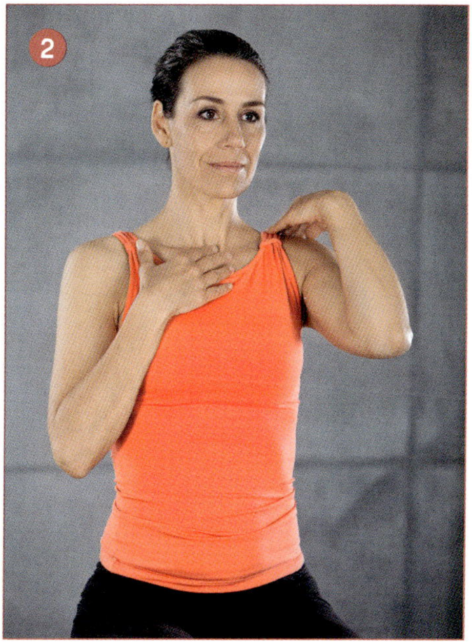

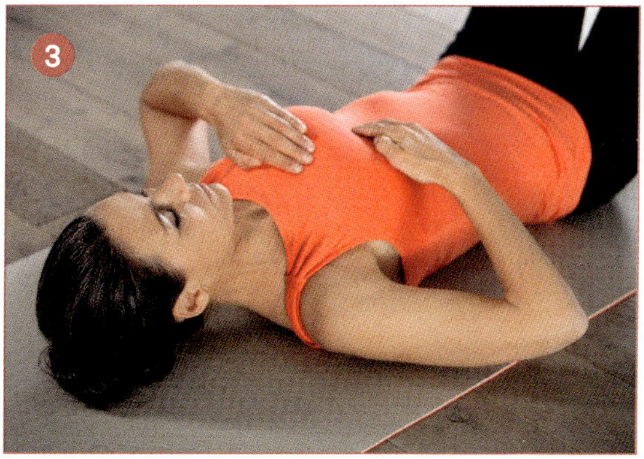

- Diese Übung kann im Sitzen, Liegen oder Stehen durchgeführt werden. Am Rand des Hockers oder Stuhls auf Knochenstelzen ausrichten. Füße in leichter V-Stellung, Knie hüftschmal und direkt über den Fersen. Muskeln der Oberschenkel aus den Leisten ausdrehen.

- Vorbereitende Übungen: die Finger locker mitten auf das Brustbein legen und gleichzeitig nach unten und oben ausstreichen. Hauchzart. Stellen Sie sich dabei vor, wie sich das Brustbein verlängert! 20-mal, Fingerstellung wechseln, 20-mal wiederholen.

Menschen mit Wirbelsäulenverkrümmung wechseln bei jedem »Ausstreicheln« die Hände und die Finger.

- Mit dem Mittelfinger und dem Zeigefinger der rechten Hand den Ansatz des linken Schlüsselbeines halten und ganz leichten Zug zur Halsmitte geben. Wieder hauchzart. Mit den Fingern der linken Hand das linke Schlüsselbein ausstreichen, weit über das Schlüsselbein hinausfliegen, als sei es aus Feenstaub. Hauchzart. 20-mal. Seite wechseln, 20-mal das rechte Schlüsselbein ausstreicheln.

- Die Handrücken auf die Oberschenkel legen, Armknochen lang ziehdenken, Muskeln der Oberarme auf Achselhöhe ausdrehen.

- Zwischen den Schlüsselbeinen einatmen, den Atem teilen, durch die beiden Schlüsselbeine leiten und weit über die eigentlichen Knochen hinaus ausatmen, 3-mal. Am Rücken zwischen den Oberrändern der Schulterblätter (Schulterblattgräten) einatmen, den Atem teilen, durch die Knochen zu den Seiten hin lenken und weit über den Rücken hinaus ausatmen. 3-mal.

- Jetzt einatmen und das linke Schlüsselbein gleichzeitig mit dem rechten Oberrand des Schulterblattes weit zu den Seiten hin »ausatmen«. Das rechte Schlüsselbein und den linken Schulterblattoberrand ausdehnen. Je 3-mal.

- Am Damm einatmen, den Atem an der Innenseite der Wirbelsäule nach oben lenken. Schlüsselbeine und Schulterblätter ganz still halten, nicht bewegen, den Atem innen an der Halswirbelsäule hoch ziehen zum Kronenpunkt und ausatmen. Mindestens 5-mal.

26. Kuppel bauen

- Sitzposition sauber aufbauen. Die Hände über dem Brustbein locker übereinanderlegen.

- Über den Daumen einatmen, den Atem teilen, in einem schönen Bogen zu den Ellbogen hin ausatmen und den Atembogen weit über die Ellbogen hinaus verlängern. 5-mal.

> **Wenn die Rumpfmuskeln aufgespannt sind und den Atem stützen, so weiß Ihr Körper, wo er einatmen und ausatmen soll. Stellen Sie das Zwerchfell als Kuppel oder Giebeldach vor und vertrauen Sie darauf, dass es Ihr Angebot begeistert annimmt und weiß, was es tun soll, denn schließlich ist es seine Natur.**

- Einseitig: über den Daumen einatmen und den ganzen Atem zum rechten Ellbogen lenken. Wieder über den Daumen einatmen, den Atem zum linken Ellbogen lenken. Je 5-mal.

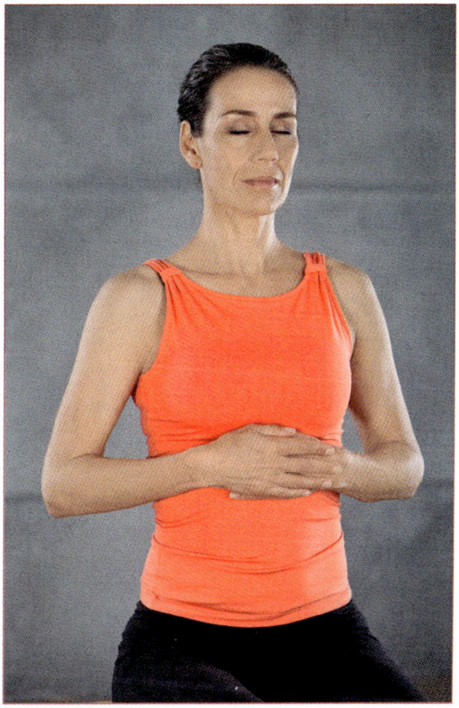

- Hinter dem rechten Handgelenk einatmen, den Atem in hohem Bogen durch den Körper ziehen und hinten links am Schulterblattrand ausatmen. Hinter dem linken Handgelenk einatmen, den Atem nach hinten rechts lenken, ungefähr am Ende des Schulterblattes ausatmen. Je 5-mal.

• Den Atem umkehren: vom Schulterblattunterrand hinten links zum Handgelenk vorne rechts atmen. Vom Schulterblattunterrand hinten rechts zum Handgelenk links ausatmen. Je 5-mal.

Steigerung: mitten im Körper hinter den Daumen einatmen, diese Mitte innerlich hochziehen und gleichzeitig an allen vier »Ecken« ausatmen, vorne links und vorne rechts und hinten links und hinten rechts. 10-mal.

• Prägen Sie sich diese »Himmeldachatmung« so gut ein, dass Sie jederzeit im Alltag abrufbar ist. Sie wird Ihnen beim Laufen Schwerelosigkeit schenken, denn alles, was über dem Zwerchfell schwebt, drückt nicht auf das, was darunter ist. Lendenwirbel, Kreuzbeingelenke, Hüftgelenke, Knie werden vollkommen entlastet durch diese Atmung.

27. Schulterknochen lösen

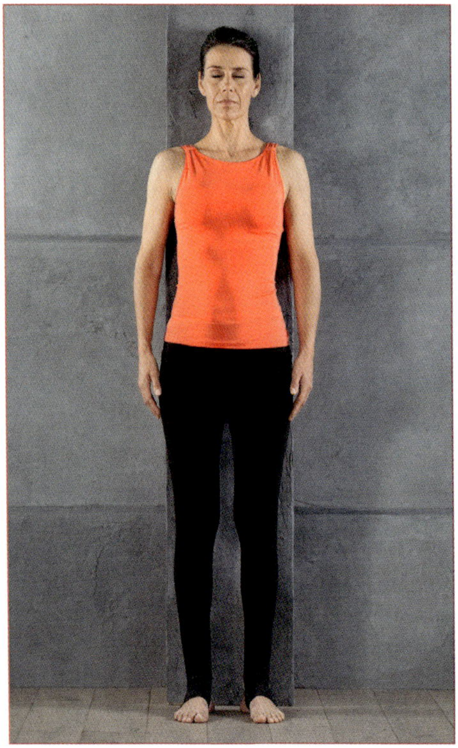

• Auch diese Übung können Sie im Sitzen, Liegen, Stehen und eben Gehen oder Laufen durchführen.

• Besonders gut gelingt sie an einer Wand. Gesäß und Schulterblätter berühren die Wand, die Fersen und der Kopf stehen frei. Die Arme entspannt und ultraleicht hängen lassen. Versuchen Sie, die Rückenmuskeln an die Wand zu entspannen (das ist das Gegenteil von drücken).

• Zwischen den Schlüsselbeinen einatmen, die Schlüsselbeine und die Oberränder der Schulterblätter lang atmen, zu den Seiten öffnen, bis die Schulterblätter flach und unendlich weit an der Wand anliegen.

- Den Goldstab durch die Oberarmkugeln ziehen und die Oberarmkugeln zu den Seiten versetzen.

- Stellen Sie sich vor, der Goldstab verflüssige sich, warmes, leichtes flüssiges Gold fließt durch die Oberarme, zieht sie lang, fließt durch die Ellbogen, durch die Unterarme, zieht die Knochen lang, fließt durch das Handgelenk, öffnet es, fließt durch die Handteller, umfließt alle Handknochen, tropft durch die Mittelfinger, die Ringfinger, die Zeigefinger, die Kleinfinger, die Daumen.

- Das Gold tropft weiter aus den Fingern, und Sie atmen am Damm ein, ziehen den Atem innen an der Wirbelsäule hoch zum Kronenpunkt. Er wächst beim Ausatmen, die Goldfinger tropfen in die Gegenrichtung. Mindestens 5-mal und so oft Sie mögen.

Diese Übung möchte Ihnen zeigen, wie das Zwerchfell sich am besten ausdehnen kann: ganz ohne Zutun der Schultern oder Schulterblätter. Falls Sie zu den Menschen gehören, die aus Gewohnheit beim Einatmen die Schultern samt Oberarmkugeln hochziehen, kann das lange, leichte Nichtstun am Anfang ganz schön anstrengen.

Die Schulter und ihr Arm

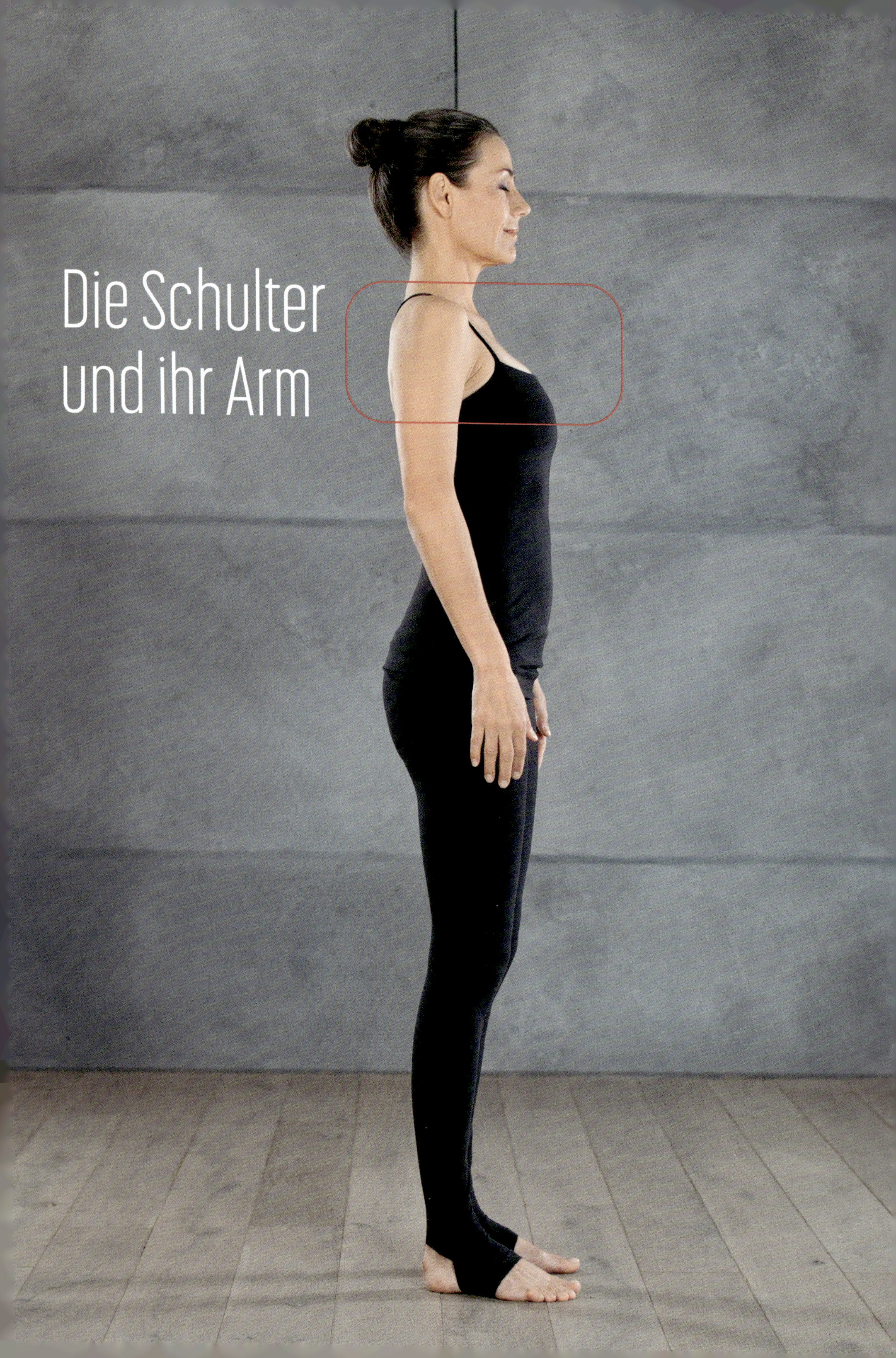

»Die Schulter« besteht aus Schulterblatt, Schlüsselbein, Brustbein und Oberarmkugel. Das Schulterblatt hat ein Schulterdach, ein kleines Knochendach, das den Rumpf oben abschließt. Zur Seite hin bildet es die Gelenkhöhle für Oberarmkugel. Diese Oberarmkugel ist ein Tausendsassa, sie kann mehr als jedes andere Gelenk. Der Arm lässt sich drehen und wenden und heben, nach vorne und hinten und oben. Theoretisch. In der Praxis darf die Schulter ihre Freiheiten leider selten ausleben.

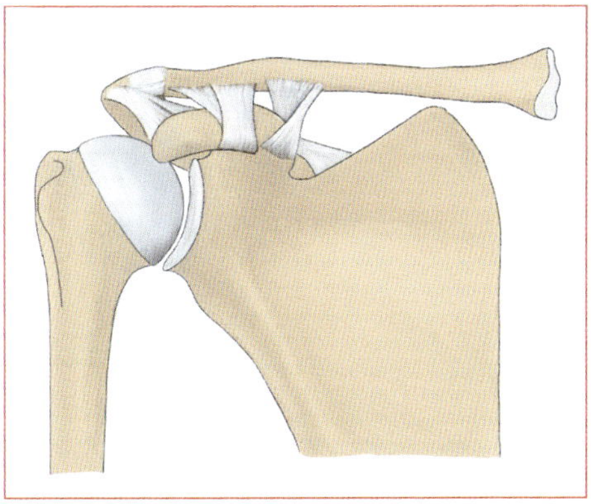

Die Schulter, bestehend aus Schulterblatt und Schlüsselbein, idealisiert in den Formen, das Schlüsselbein sehr gerade, das Schulterblatt flach und perfekt geformt. Die Oberarmkugel hat hier Gastrecht. Alle Knochen sind mit Muskeln und Sehnen kunst- und kraftvoll verbunden. Wer sie gut zu nutzen weiß, hat lange Freude an dieser perfekten Konstruktion. Mit dem Mut, loszulassen, und der Disziplin, dieses Loslassen in den Alltag einzubauen, können Sie bereits bestehende Schulterprobleme wieder kurieren. Knochen sind lebendig, wir können sie formen, solange wir leben. Was wir durch »schlechte« Haltung verformt haben, können wir durch gute Haltung umformen.

Sie sitzen, Handrücken auf den Oberschenkeln. Oberarmknochen noch schön lang und leicht von der letzten Übung. Drehen Sie auf Achselhöhe die Oberarmmuskeln aus.

Nun ziehen Sie »die Schultern« hoch, ohne die Arme nach oben zu bewegen. Die Arme bleiben genauso, wie sie sind. Nur »die Schultern« hochziehen. Geht nicht? Geht nicht! Beim anatomisch guten Laufen ist genau das die Kunst: Oberarmkugel und Schulter in Ruhe lassen. Dann können sie sich entfalten und das tun, was sie am besten können.

Stehen Schulterblatt und Schlüsselbein frei, so ermöglichen sie der Brustwirbelsäule die optimale Ausrichtung und Aufspannung. Ausgerichtet und aufgespannt kann die Brustwirbelsäule ihre Aufgabe in Bewegung erfüllen. Sie koordiniert links und rechts, steuert den Kreuzgang. Bringt Schwung, Auftrieb und Leichtigkeit in die Bewegung.

Entdecken, entwickeln und pflegen Sie diese Freiheit für die Schultern und die Beweglichkeit in der Brustwirbelsäule. Ich halte es für eine der wichtigsten Maßnahmen für einen gesunden Bewegungskörper bis ins hohe Alter. Menschen mit geschmeidigem Becken und bewegungsfreudiger Brustwirbel-

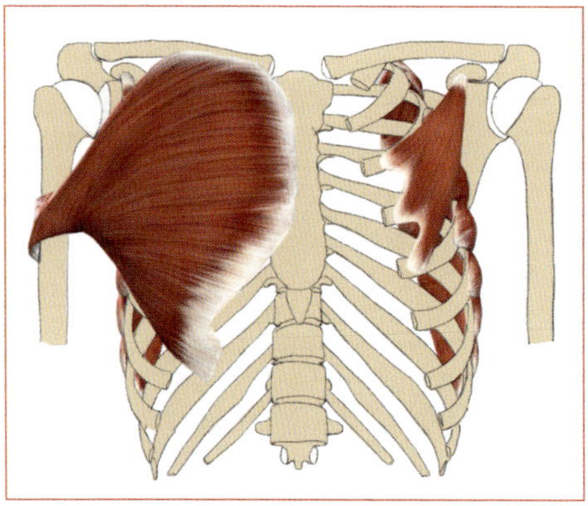

Links ist der große Brustmuskel (Pectoralis major) zu sehen. Seine Aufgabe ist das Zusammenhalten. Muss er zu oft zu viel machen, staucht er die Rippen, verkürzt das Brustbein und verbiegt das Schlüsselbein. Er zieht die Schulterblätter hoch, verspannt den Trapezius und lässt den Brustkorb einsinken. Rechts der kleine Brustmuskel (Pectoralis minor). Er ist von seinen Aufgaben her gesehen der »Große« unter den Brustmuskeln. Er ermöglicht den Rippen die Ausdehnung, unterstützt das Zwerchfell in seiner Arbeit. Er ist gedehnt, wenn die Bauchseite des Körpers gleich lang ist wie die Strukturen der Rückseite. Ist der kleine Brustmuskel aktiv, also lang und gedehnt, so können »die Schultern« perfekt entspannen. Seitlich neben dem »kleinen Großen« ist der vordere Serratusmuskel abgebildet. Seine »Finger« umschließen Rippen und dehnen sie bei jedem artgerechten Atemzug seitlich aus.

säule sind immer anmutig in ihrer Bewegung. Die Leichtigkeit des Körpers überträgt sich auch auf den Geist. Ich bin felsenfest überzeugt, dass die bewusste Pflege des aufrechten Kreuzgangs den körperlichen und geistigen Verfall aufzuhalten vermag.

Achtung, Männer: Wenn Sie Ihren Oberkörper in der Muckibude stählen und die Bauchmuskeln durch Verkürzung stärken, den Bizeps, Trizeps, Deltoid und großen Brustmuskel trimmen, bis Sie keinen Hals mehr haben, und die Schultern und Arme nicht mehr auseinander halten können: Für Sie wird die Umstellung eine Herausforderung. Sie müssen diese starre »Verpackung« entspannen, damit Sie wieder den Zugang zu den wunderbaren Vernetzungen von Muskeln, Sehnen, Bändern, Faszien unter diesen Außenmuskeln finden.

Ineinander verkeilte Schultern und eine unbewegliche Brustwirbelsäule sind für viele Erwachsene zur Gewohnheit geworden. Entsprechend häufig sind Schmerzen, Erkrankungen, Entzündungen, Deformationen an den Schultern, den Armgelenken und den Händen. Verspannungen, Spannungskopfschmerzen, Sehnenentzündungen, Arthrosen, Frozen Shoulders, Morbus Sudeck an der Schulter, Tennisarm, Golferarm, Karpaltunnelsyndrom, Halswirbelprobleme, Bandscheibenschäden der Halswirbel. All das und noch viel mehr nimmt den Anfang in verkeilten Arm-Schulter-Gelenken.

Sie haben schon einige filigrane Ausrichtungen der Schulterknochen kennengelernt und umgesetzt, also darf ich Ihnen jetzt drei anspruchsvolle Übungen zumuten.

28. Schultergleiten

• Für die Übungen brauchen Sie die beiden grapefruitgroßen Luftballone.

• Am Rand des Hockers oder Stuhls ausrichten, Sitzbeinhöcker auf Stelzen heben, senkrecht nach unten ausrichten. Die Füße in leichter V-Position, Knie über den Fersen. Aus den Leisten die Muskeln der Oberschenkel ausdrehen. Das Kreuzbein einholen und mit allen Wirbeln zum Kronenpunkt ausrichten.

• Luftballone zwischen Oberkörper und Oberarme betten. Die Ellbogen zeigen zu den Seiten, Hände wieder auf die Oberschenkel legen. Stellen Sie sich vor, der Luftballon sei eine Rutschbahn für den Oberarm.

• Rechts den Oberarm nach unten gleiten lassen, links und rechts. Je 10-mal.

> **Dieses Schultergleiten ist eine erstklassige SOS-Übung bei ersten Anzeichen von Verspannungen im oberen Rücken und im Nacken.**

Steigern: Die Oberarmkugeln nach unten gleiten lassen, rechts, links, rechts, links, je 10-mal.

• Achtung, nur die Oberarmkugeln gleiten. Der Torso bewegt sich nicht!

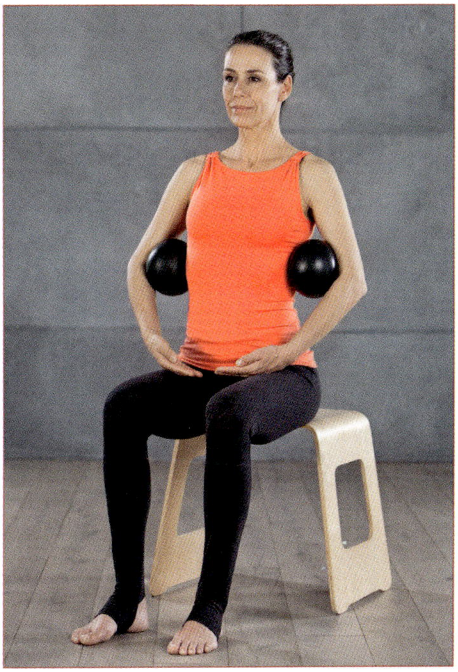

• Die Oberarmkugeln gleiten lassen und gleichzeitig die Muskeln der Oberarme ausdrehen. Links, rechts, links, rechts, je 10-mal.

• Aus der Brustwirbelsäule drehen, links, rechts, links, rechts, je 10-mal. Achtung, der Kopf geht nicht mit. Fixieren Sie mit den Augen einen Punkt geradeaus.

• Falls es in den Beinen zuckt: Ah, die Natur ruft – bravo! Überkreuz federleicht die Beine anheben und wieder absetzen. Geht die Brustwirbelsäule nach rechts, hebt sich das rechte Bein und umgekehrt.

29. Ballonfahrten

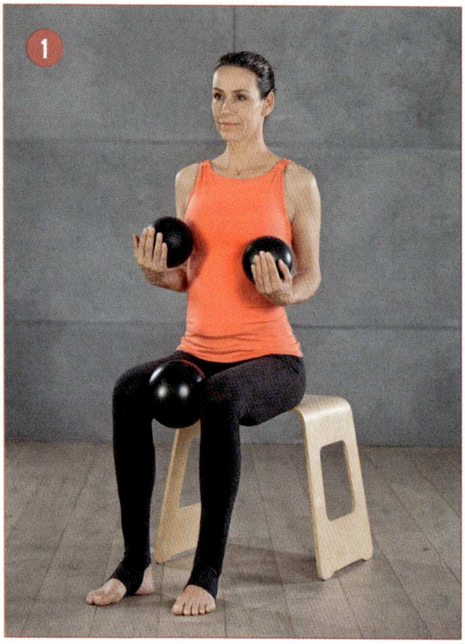

• Die Luftballone in die Hände nehmen, seitlich an den Brustkorb legen. Oberarmknochen lang und schwer machen, die Muskeln der Oberarme auf Achselhöhe ausdrehen.

Phase 1: jetzt die Unterarme den Ballonen entlang auf und ab pendeln lassen, also nicht bewusst und aus der Muskulatur bewegen, sondern die Knochen »schieben« lassen. Die Finger zeigen senkrecht nach oben, die Ellbogen sind schwer.

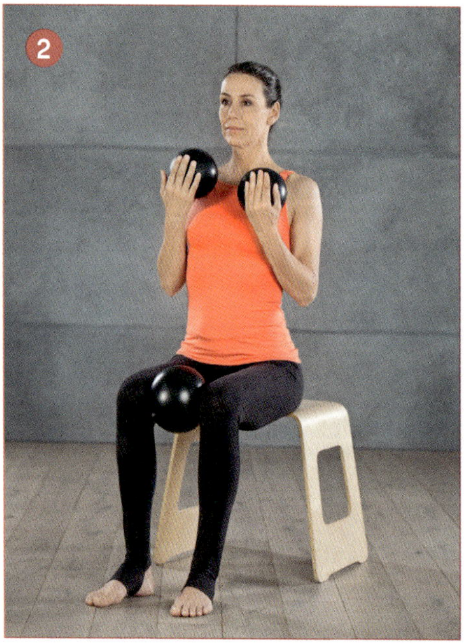

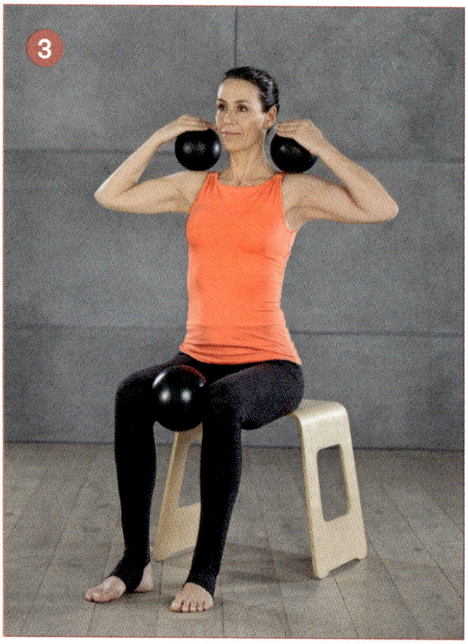

- Wenn Sie es zulassen, wird sich die Brustwirbelsäule wieder in Resonanz bewegen und leicht mitdrehen: Pendelt der Luftballon samt Arm unten, dreht sich die Brustwirbelsäule zu dieser Seite. 10-mal auf jede Seite.

Phase 2: die Luftballone etwas höher setzen und wiederholen.

- Falls die Hände sofort zueinander zeigen, haben Sie zu viele Muskeln an Arm oder Brustkorb aktiviert. Wieder loslassen, bis die Finger senkrecht zur Decke zeigen.

Steigerung: Konzentrieren Sie sich auf die Finger. Steuern Sie das Knochenpendel abwechselnd mit den Mittelfingern, den Ringfingern, den Zeigefingern, den Kleinfingern. Die Auswirkungen dieser Mikrobewegungen sind bis zu den Schultern und um die Schulterblätter zu spüren.

Phase 3: die Luftballone oben auf die Schultern setzen. Den rechten Ellbogen zur Seite ziehen, der Mittelfinger liegt ultraleicht auf dem Ballon. Den linken Ellbogen zur Seite ziehen, auch hier liegt der Mittelfinger auf dem Ballon. Ellbogen auseinander dehnen, den rechten nach rechts, den linken nach links, die Oberarme stehen waagerecht. Die Muskeln der Oberarme ausdrehen (nach hinten unten) und die Ballone mit den Mittelfingern leicht nach hinten, rückenwärts, rollen. Achtung, die Bewegung ist winzig, dafür wird sie wieder sofort von der Brustwirbelsäule übernommen und fortgesetzt. 20-mal auf jeder Seite.

30. Handschüttler

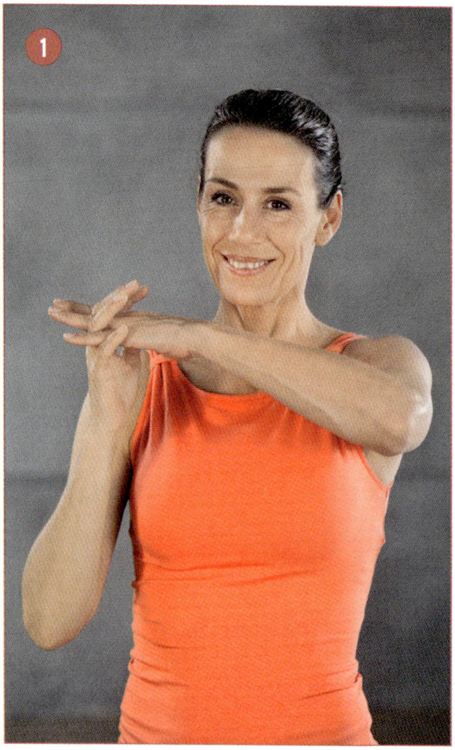

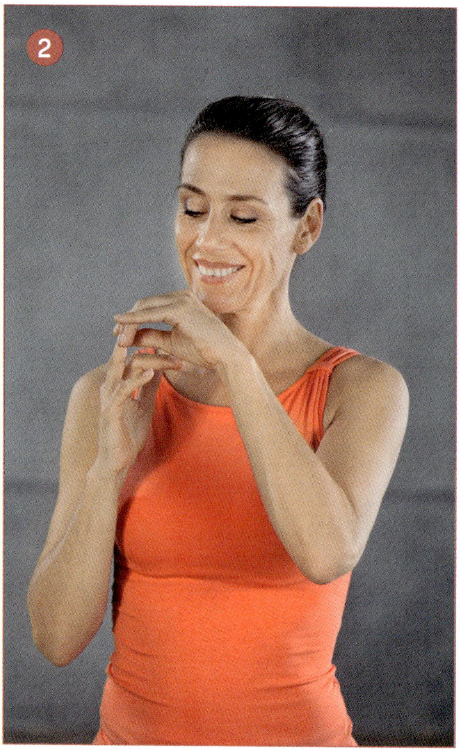

- Am Rand des Hockers oder Stuhls aufrichten, die Sitzbeinhöcker sind wie Stelzen. Die Füße in zarter V-Stellung, Knie über Fersen.

- Das Becken aufrichten, den Brustkorb vom Becken wegdehnen. Kreuzbein und Wirbel zum Kronenpunkt dehnen. Oberarme lang und entspannt, die Handrücken ruhen auf den Oberschenkeln.

- Zwischen den Stelzenhöckern einatmen, den Atem innen an der Wirbelsäule hochleiten, alle Rumpfmuskeln gleichmäßig und gleichzeitig zum Stamm ziehen, am Kronenpunkt ausatmen. 3-mal.

- Den linken Arm seitlich anwinkeln. Den rechten Unterarm auf Schulterhöhe waagerecht ausrichten. Die Finger der rechten Hand gleiten zwischen die Finger der linken Hand und halten sie locker. Nun schütteln sich die Hände gegenseitig. Der linke Arm ist vollkommen entspannt, das Schütteln setzt sich bis in den Ellbogen und die Schulter fort. Ein bis zwei Minuten, solange es Ihnen gefällt. Seite wechseln.

Phase 2: Die rechte Hand greift locker den linken Daumen und schüttelt ihn. Zeigefinger, Mittelfinger, Ringfinger, Kleinfinger. Seite wechseln, mit der linken Hand die Finger der rechten Hand ausschütteln.

Phase 3: Hände locker aneinander legen, wie zum Gebet. Die Mittelfinger aneinander stupsen und in die Luft verlängern, gleichzeitig die Ellbogen nach unten tropfen lassen und auf Achselhöhe die Oberarmmuskeln ausdrehen. Ringfinger in die Luft verlängern, Ellbogen tropfen lassen, Muskeln der Oberarme ausdrehen. Zeigefinger, Kleinfinger, Daumen genauso durchspielen.

Goldstab durch die Oberarmkugeln vorstellen, Schulterpfannen aufgerichtet halten und die Armknochen entspannen: So gelingen alle Übungen für die Hände und die Schulterpartie.
Die ausgerichteten Schulterpfannen dehnen den vorderen Brustkorb und halten übrigens das Dekolleté faltenfrei.

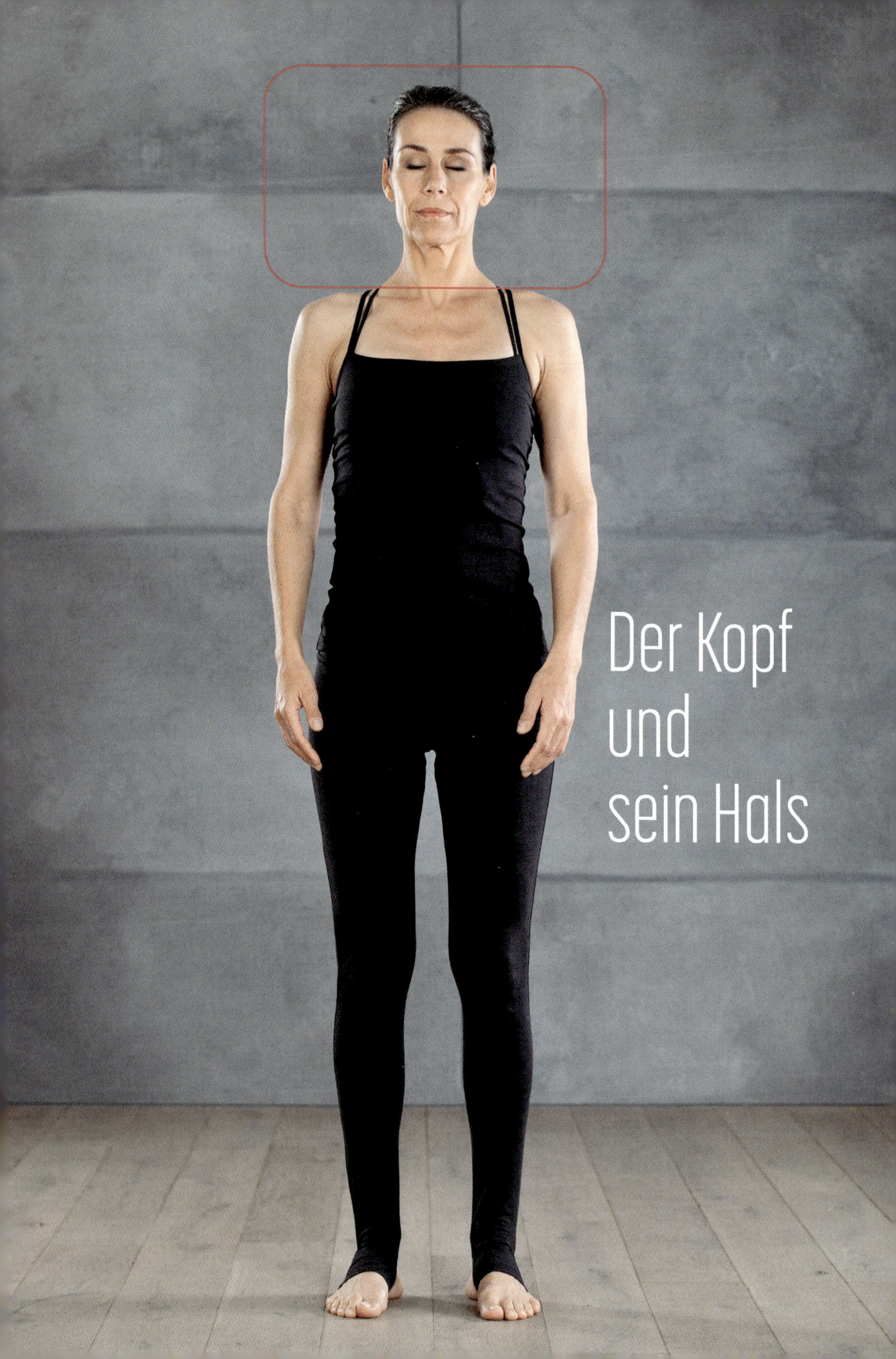

Der Kopf und sein Hals

Viele Menschen betrachten den Hals als Zwischenstück zwischen Rumpf und Kopf. Unwichtig und zu vernachlässigen. Bei Frauen kommt er dann ins Blickfeld, wenn er anfängt, Falten zu werfen. Dabei ist der Hals ein Künstler. Er vermittelt zwischen Körper und Kopf. Er schützt den Kopf. Er macht ihn beweglich. Beziehen Sie den Hals in Ihr Training ein, er ist so wichtig wie das Bein, der Arm, der Bauch, das Becken. Denn mit einem kraftvollen, beweglichen Hals macht der Kopf das Tigerfeeling in Bewegung und beim Laufen mit und trägt sich einfach selbst. Er ist dafür perfekt ausgestattet.

Der Hals ist muskulär reicher bestückt als jeder andere Körperteil. Sieben Schichten Muskeln, raffiniert gestuft und ineinander verwoben, statten den Hals mit allem aus, was es braucht, um die Halswirbel und den Kopfträger mit Kraft und Beweglichkeit auszustatten.

Ist der Hals überall gleich lang, vorne, seitlich, hinten, ohne Überdehnungen und ohne Verkürzungen, so kann der Kopf auf seinem Träger schweben. Sie müssen dafür einfach nur den Kronenpunkt zur Decke dehnen.

Die Überdehnungen lassen sich übrigens ganz leicht feststellen: Wenn Ihr Hals im Nacken eine oder mehrere Querfalten aufweist, so ist die Muskulatur an dieser Stelle unter der Haut verkürzt, inaktiv, arbeitslos. Auf der gegenüberliegenden Seite herrscht dann naturgemäß Überdehnung, verursacht durch Verkürzungen eine Etage tiefer, also in den äußeren Brust sowie den Bauchmuskeln – entweder durch falsches Bauchtraining (Crunches, Sit-ups & Co.) oder durch Erschlaffung und Nichtgebrauch (Bierbauch, Hängebauch & Co.).

Haben Sie alle Übungen bis hierher ausprobiert, so kennen Sie das Prinzip: Wenn vorne und hinten und seitlich alles am Körper gleich lang ist, wenn nichts auf Kosten von etwas anderem und alles zum Wohle von allem und mit allem zusammenarbeitet, so trägt sich der Körper an der Mittelachse selbst. Die Wirkung der Schwerkraft wird zur Leichtkraft, sie unterstützt Aufspannung und Leichtigkeit.

Betrachten Sie Ihren Hals ab heute als eine Art »zweiten Rumpf«, nämlich für den Kopf, und Sie werden ab heute Ihren Kopf als schwerelos empfinden. Alles, was Sie mit dem »ersten Rumpf«, dem Bauch, machen, spiegelt sich im Hals und umgekehrt. Lasse ich meinen Kopf hängen, hängt auch der Bauch. Spanne ich den Bauch zum Muskelkorsett auf, wird auch der vordere Hals zur Stütze.

Der Rest ist schnell erzählt: Der Kopf auf dem starken, elastischen Hals thront auf einem sogenannten Eigelenk:

Zwei geschmeidige Höcker schweben auf den nierenförmigen Flächen des Atlas. Am perfekt aufgespannten Körper besitzen auch diese Gelenke Freiraum, der Spalt zwischen Schädel und Atlas ist offen.

Beim Laufen bedeutet das: Der Kopf schwebt. Wird das Gelände uneben, so justiert und reguliert sich der Kopf selber. Er kann sich ähnlich wie das vertikal-rückwärts rotierende Becken vertikal zu beiden Seiten bewegen, er kann nach vorne und nach hinten, wie beim Nicken, er kann nach hinten oben und nach vorne oben rotieren, das alles links und rechts unabhängig voneinander, wie das Becken. Und es kann sich der Kopf auf dem Atlas in sich drehen und wenden nach Lust und Laune und Bedürfnis. Unterstützt wird das Ganze vom Axis-Wirbel, der genauso gebaut ist, wie es der Atlas und der Kopf brauchen.

Jetzt wissen Sie, weshalb der Aufbau jeder CANTIENICA®-Übung so anspruchsvoll ist (manche Menschen nennen es kompliziert): Es lohnt sich einfach, wenn immer das große Ganze trainiert wird, schließlich ist an unseren Körper alles mit allem vernetzt, und diese Vernetzung zu nutzen, darauf kommt es an. Sie haben, vielleicht ohne

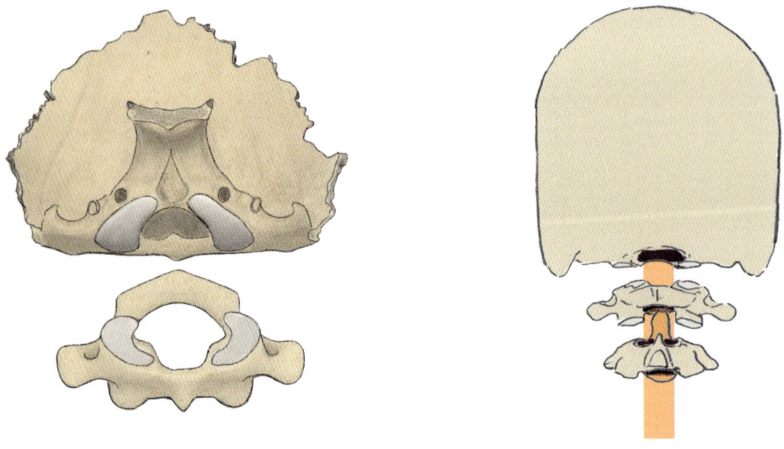

Links sehen Sie das Kopfgelenk. Der Schädel passt auf den Atlas wie ein Ei in den Eierbecher. Trägt sich der Kopf selbst – und dafür ist er großzügig ausgestattet –, so hat auch dieses Gelenk immer einen offen Spalt, der die Beweglichkeit und Schmerzfreiheit garantiert. Rechts das Kopfgelenk, gebildet aus Axiswirbel, Atlaswirbel und »Kopfloch«, das Foramen magnum. Dieses dreiteilige Supergelenk puffert und federt und hält den Körper im Gleichgewicht.

es zu merken, in jeder Übung bis hierher schon den Hals und die schädelhaltende Muskulatur mittrainiert. Also können Sie mit mir jetzt in die Feinheiten der Kopfgelenke tauchen. Keine Bange,

Sie können das schon. Es geht nur darum, die verschüttete Freiheit wieder bewusst zu machen. Das Bewusstsein, die Wahrnehmung des Zusammenspiels von Knochen, Gelenken, Muskeln und Sehnen kann Sie vor den unzähligen Erkrankungen und Deformationen im Alter schützen, angefangen bei Spannungskopfschmerz und Nackenschmerzen bis hin zu Halswirbelschäden, Schluckbeschwerden und – ja – Tinnitus.

31. Freiheit

- Auf dem Hocker oder Stuhl am Rand ausrichten – wahrscheinlich können Sie schon gar nicht mehr anders: Sitzbeinhöcker auf Stelzen, Füße im V, Knie über Fersen. Kreuzbein einholen, Wirbelsäule aufspannen. Handrücken liegen auf den Oberschenkeln. Die Muskeln der Oberarme und der Oberschenkel ausdrehen.

- Mit dem Bauchnabel-X den Rumpf aufspannen: In der Vorstellung den Bauchnabel gleichzeitig überkreuz zu den Beckenschaufeln und den Rippenbögen dehnen.

- Jetzt kriegt der Hals sein Muskel-X: Am Ansatz des rechten Schlüsselbeines einatmen, den Atem zum linken Unterkiefer leiten, ausatmen. Vom Ansatz des linken Schlüsselbeines zum rechten Unterkiefer atmen. Je 3-mal.

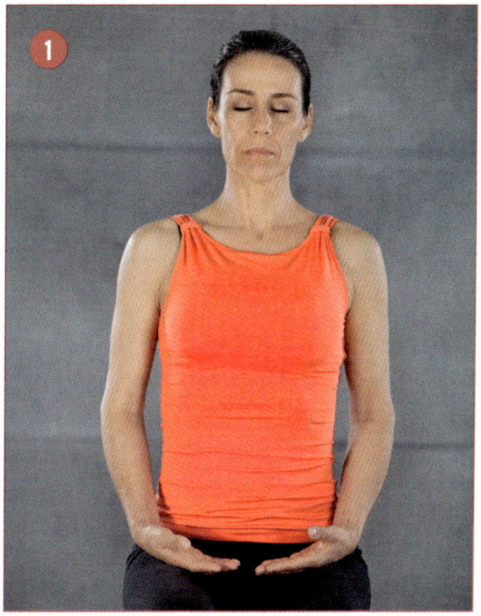

- Beides gleichzeitig, das Hals-X also, 5-mal. Achten Sie darauf, wie sich die Aufspannung im Bauch und im Hals gegenseitig unterstützen.

- Es folgt die doppelte Sanduhratmung: am Damm einatmen, Atem innen an der Wirbelsäule entlangleiten, alle Muskeln

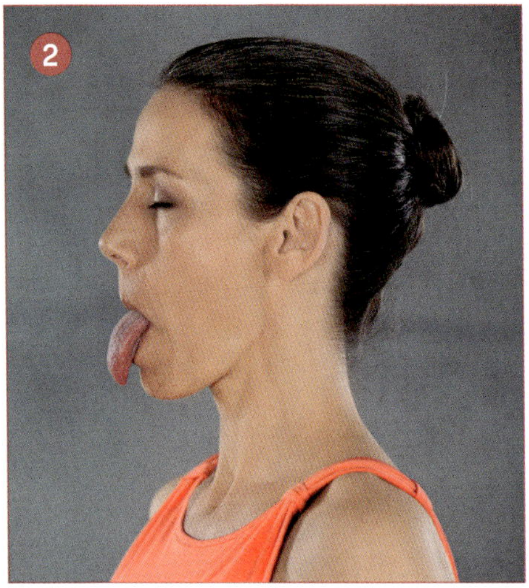

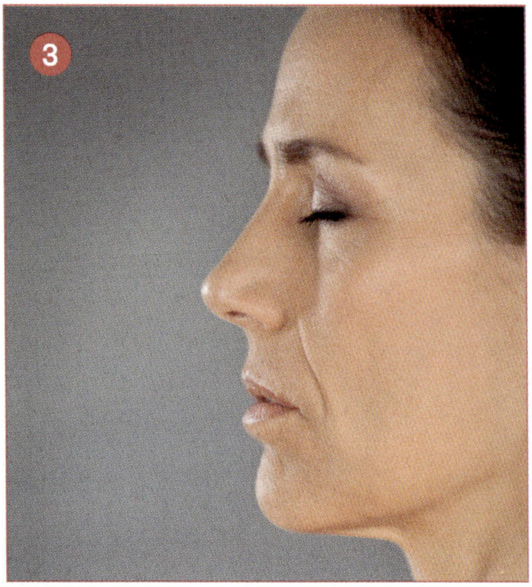

am Rumpf zum Körperstamm hineinholen, anziehen, weiter nach oben, am Hals alle Muskeln zur Halswirbelsäule heranholen. 10-mal.

- Wenn Sie jetzt den Kronenpunkt zur Decke ziehen, so ist es genau der Punkt in der Verlängerung Ihres Rückenmarks!

- Muskeln der Oberarme noch mal nach außen rotieren lassen. Zunge aus dem Mund strecken, Spitze nach unten. Strecken, strecken, strecken – bis das hintere Ende der Zunge sich regt. Das, was vielleicht sogar schmerzt, ist der Zungengrund. Zungenspitze wieder in den Mund und den »müden« Teil im Mund aufrichten, zum Rachen ziehen.

- Stellen Sie sich vor, die Zunge möchte durch den Hinterkopf ins Freie. Sie klopft gegen die Schädelknochen. Zart und bestimmt. »Mit der Zunge pulsieren« heißt das im CANTIENICA®-Jargon. Legen Sie eine Hand zart über die Brust und pulsieren Sie mit der Zunge. Eine optimale Aufspannung vorausgesetzt, spüren Sie, wie sich die Rippen nach oben dehnen und tief drin im Brustkorb die Muskeln der Luft- und der Speiseröhre dehnen.

- Sind Sie unsicher, ob Sie die Übung richtig machen, setzen Sie sich vor einen Spiegel: Die Stelle am Übergang von Unterkiefer zu Hals muss sich einziehen, die äußeren Halsmuskeln müssen sich dehnen.

- Diese köstliche Aufspannung und Leichtigkeit für die nächste Übung halten …

32. Leichtigkeit

- … und den Schädel links leicht nach unten gleiten lassen, anheben, rechts nach unten gleiten lassen, anheben. Je 5-mal. Den Kronenpunkt immer schön oben halten.

- Den Schädel in einer klitzeklitzekleinen Bewegung nach hinten oben gleiten lassen, nach rechts oben. Je 10-mal.

- Jetzt die Gegenrichtung: den Schädelansatz über dem Atlas eine winzige Gleitbewegung nach vorne oben machen lassen, links und rechts, je 10-mal.

- Beide Mikrobewegungen kombinieren: den Schädelansatz rechts leicht nach vorne oben, dann leicht nach hinten oben lenken. Mit dem linken Kopfgelenk. Je 10-mal. Das einzige, was Sie falsch machen können, ist: zu viel machen.

Steigerung: diagonal arbeiten. Das Kopfgelenk links hauchhauchzart nach vorne oben, das Kopfgelenk rechts hauchhauchzart nach hinten oben denkgleiten lassen. Je 10-mal. Oder mehr, wenn es Ihnen gefällt.

- Sind diese »Nichtübungen« genau das, worauf Sie Ihr Leben lang gewartet haben: Machen Sie beides gleichzeitig, Kopfgelenk links nach vorne oben und Kopfgelenk rechts nach hinten oben, nur ganz kurz halten, Seiten wechseln, je 10-mal. Damit mobilisieren Sie die 22 »Nahtgelenke« des Kopfes, Sie geben den Knochen mehr Volumen. Das spannt die gesamte Kopfmuskulatur und entspricht dem besten Facelifting der Welt (siehe auch Faceforming mit Tigerfeeling).

- Jetzt die Königsübung für die Kopfgelenke: Stellen Sie sich vor, Sie verbinden die Kopfgelenke mit einer liegenden Acht, das rechte Kopfgelenk geht hauchzart nach rechts nach unten nach oben zurück in die Ausgangslage,

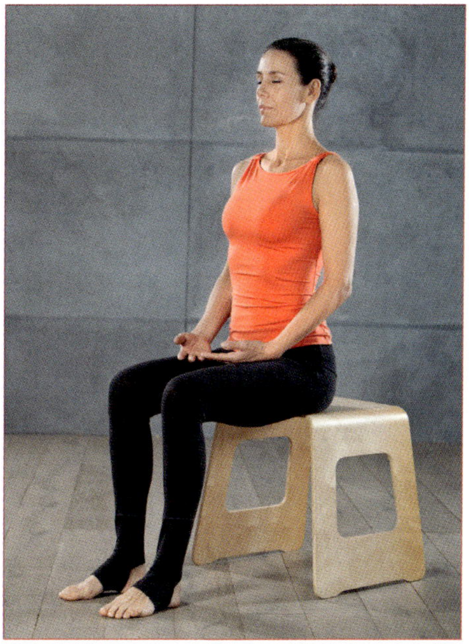

das linke Kopfgelenk antwortet, geht hauchzart nach links nach unten nach oben zurück. Der Kronenpunkt zieht und zieht und zieht und sorgt dafür, dass der Gelenkspalt zwischen Kopf und Atlas immer offen bleibt. Die Hals- und Kopfmuskeln dürfen endlich, endlich wieder machen, wofür sie eigentlich da sind: ARBEITEN!

33. Offenheit

- Kopfhoch: am vorderen Rand des Hockers oder Stuhls ausrichten, Füße V, Knie über Fersen und hüftschmal.

- Stellen Sie sich einen golden Faden vor, der vom Steißbein durch den Wirbelkanal und durch das Rückenmark gerade nach oben führt zum Kronenpunkt und weit darüber hinaus. Girlanden Sie sich in kleinen, liegenden und aufsteigenden Achterbewegungen nach oben, die Ellbogen girlanden sich gleichzeitig nach unten. So lange Sie wollen...

- Kopfunter: Die Hände zwischen den Brüsten auf dem Brustbein übereinander legen. 3-mal über den Daumen einatmen und weit über die Ellbogen hinausatmen, um das Zwerchfell aufzuspannen und die Bauchmuskeln zu aktivieren.

- Jetzt vom Kronenpunkt aus den Kopf nach vorne eindrehen, wie die Blüte eines Maiglöckchens. Falls sich der Brustkorb »automatisch« absenken und der Bauch einfallen möchte, halten Sie mit den Händen dagegen, einfach am Ort bleiben und verhindern, dass die Bauchseite kollabiert. 10-mal.

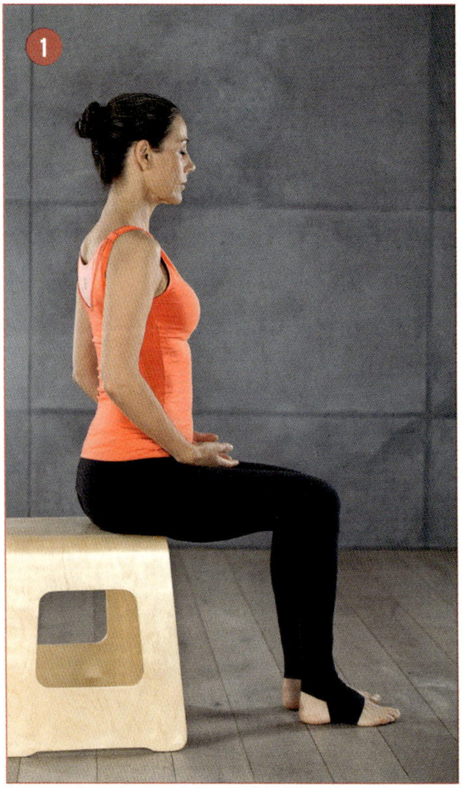

Steigerung: Den aufgerichteten Kopf leicht nach links drehen, nach unten eindrehen, wieder aufrichten. Noch weiter nach links, eindrehen, aufrichten, und weiter, soweit es geht. Eines nahen Tages wird das bis zur linken Schulter sein. Zurückarbeiten in die Mitte und nach rechts wiederholen. Es arbeiten nur Hals und Kopf, der Rumpf steht mucksmäuschenstill.

- Kopfüber: schön aufgespannt, Kopf in der Mitte, Hände immer noch als Stütze auf dem Brustbein. Den Kronenpunkt hoch und nach hinten ziehen. Wieder in die Ausgangslage und wiederholen. 10-mal. Jetzt sorgen die Hände dafür, dass sich der Brustkorb nicht an der Dehnung beteiligt, denn dann würde der Hals überdehnt und der Nacken gestaucht.

- Jetzt in Scheibchen: Kopf leicht nach links, Kronenpunkt im großen Bogen nach hinten dehnen, wieder zurück. Weiter nach links, aufdrehen, aufrichten, weiter. Soweit es geht. Zurück in die Mitte, nach rechts wiederholen.

- Kopfpanorama: Kopfunter und Kopfüber kombinieren. Den Kronenpunkt nach vorne eindrehen, nach hinten aufdrehen.

Sie wissen, dass Sie perfekt aufgespannt sind, wenn Sie nichts hören, kein Knacken und kein Knistern, kein Reiben und kein Knarren. Und Achtung, die Übung kann Muskelkater verursachen: in den oberen Bauchmuskeln, gleich unter den Rippen.

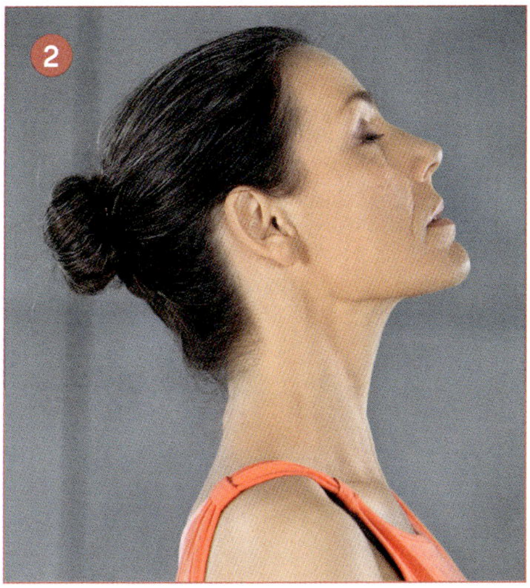

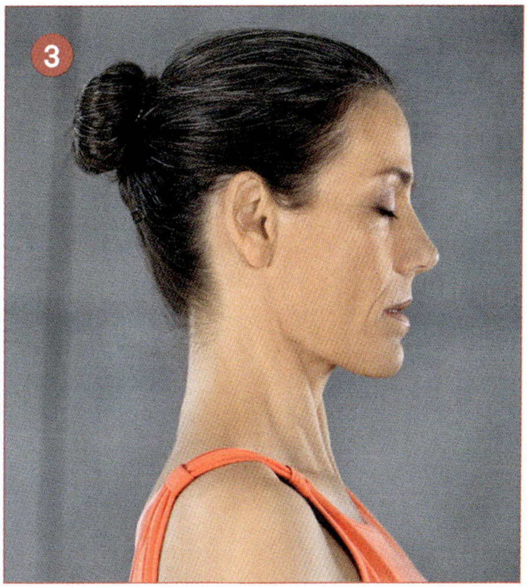

3 Intensiv-Workout für die Bewegungsnatur

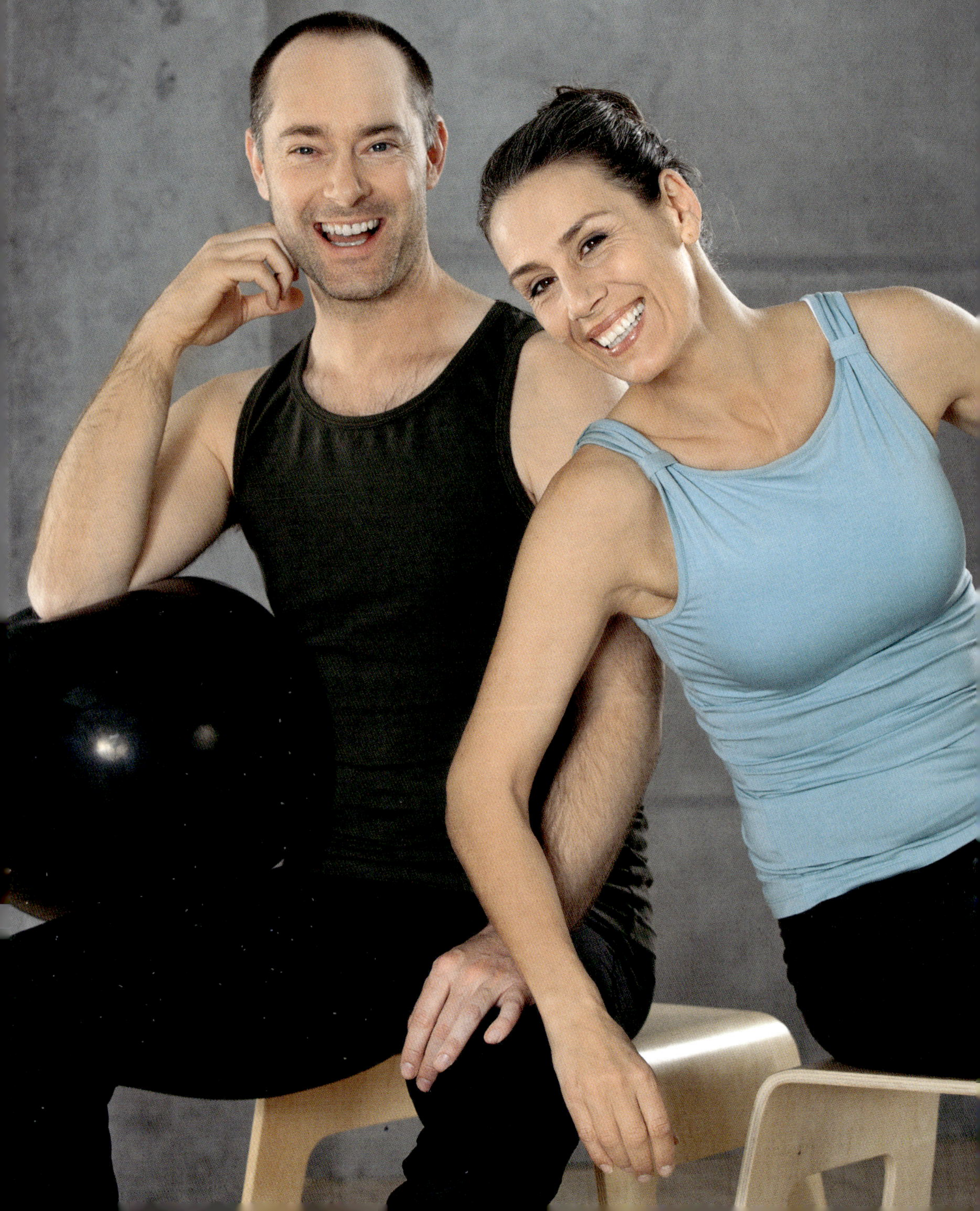

Es folgt ein Workout für Aufspannung, Kraft, Beweglichkeit und Gelenkintelligenz. Die Übungen mobilisieren alle Gelenke und den kettenreaktionären Austausch zwischen ihnen. Dieses Training ist zur Vorbereitung für das artgerechte Laufen gedacht. Vielleicht absolvieren Sie es ein-, zweimal, um sich mit dem Fliehkraft-Feeling anzufreunden. Doch dann heißt es: in die Schuhe und los!

Sie brauchen für die Übungen in Rückenlage und im Knien (1, 2, 3, 4, 8) eine Matte, für jene im Sitzen (9, 10, 11, 12) den Hocker. Dazu den kleinen Luftballon als Kopfstütze im Liegen und die zwei grapefruitgroßen Luftballone für die Rotationsübungen.

Ein groß aufgeblasener Luftballon reichert die Übungen 4, 6, 7 und 10 an.

Die 20 Glasmurmeln schließlich benötigen Sie für Übung 12.

1. Luftige Füße

Achtung, es wird wackelig. Diese Übung ist eine Herausforderung für Ihr Gleichgewicht und Ihre Zentrierung. Beim ersten Versuch jedenfalls, nachher geht's ganz leicht.

- Auf die Matte setzen und die beiden Grapefruitballone unter die Füße legen. Auf die Unterarme stützen und behutsam die Rückenlage einnehmen. Den kleinen Luftballon unter den Schädel legen. Der Luftballon sorgt dafür, dass Hals und Nacken in die ideale Lage kommen. Außerdem ermöglicht er die Kettenreaktion der Gelenke bis in den Kopf.

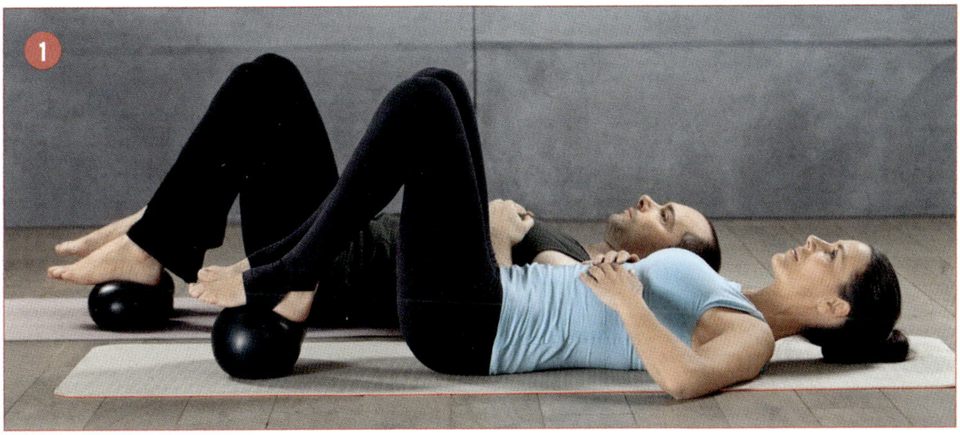

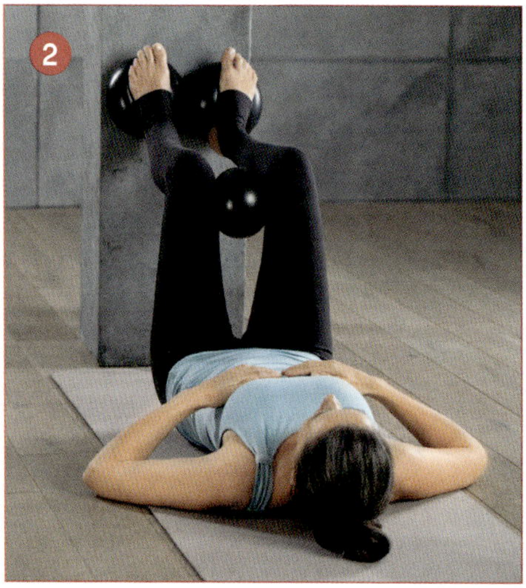

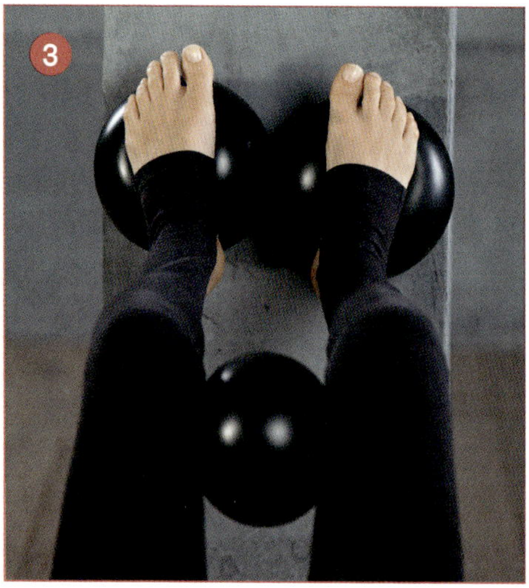

- Nesteln Sie die Füße auf den Ballonen so zurecht, dass sie in ihrem perfekten V stehen. Die Arme sind angewinkelt, die Hände entspannt auf dem Becken. Scham- und Steißbein Richtung Fersen, den Kronenpunkt in die Gegenrichtung dehnen. Das Kreuzbein einholen und Becken und Brustkorb auseinanderziehen. Die Ellbogen zu den Seiten ziehdenken, bis die Oberarmknochen auf ganzer Länge aufliegen. Die Muskeln der Oberarme aus den Achselhöhlen ausdrehen. Den Goldstab durch die Oberarmkugeln ziehen und diese weit öffnen.

- Abwechselnd das rechte Schulterblatt und das linke Becken, das linke Schulterblatt und das rechte Becken in den Boden angeben.

- Aus der Leiste die Oberschenkelmuskeln ausdrehen, die Knie bleiben hüftschmal und genau auf Linie mit Ferse und Hüftgelenk.

- Nun machen Sie mit den Füßen eine Vom-Ballon-weg-Bewegung, ohne den Kontakt mit dem Ballon zu verlieren. Links, rechts, links, rechts, vom Ballon weg. Lassen Sie sich Zeit, sich mit dieser längst vergessenen Bewegung aus Ihrer Zeit als Kind wieder vertraut zu machen. Sie spüren, dass Sie auf dem richtigen Weg sind, wenn die Knie, die Hüftgelenke, die Kreuzbeingelenke in den G(es)ang der Leichtigkeit einstimmen und mitmachen.

- Alternative: mit dem Unterschenkel eine Förderbandbewegung nach oben (kniewärts) und hinten machen.

- Falls Ihre Beine die Leichtigkeit nicht ertragen und auseinander oder zusammen fallen: den Kokosnussballon zwischen die Knie legen.

- Die Anzahl der Wiederholungen überlasse ich Ihnen. Wenn Sie den Dreh raushaben, wollen Sie wahrscheinlich gar nicht mehr aufhören.

- Die Ballone unter den Füßen wegnehmen und für die nächste Übung in der Hand behalten.

- Falls Ihnen die Übung anfangs unmöglich scheint, können Sie es an einer Wand versuchen. Einfach die Beine anwinkeln und die Ballone zwischen Fuß und Wand balancieren.

2. Federleichte Leisten

- Rückenlage. Beine angewinkelt, Füße im leichten V aufgestellt.

- Knie möglichst über den Fersen.

- Luftballone ultraleicht auf die Leisten legen, die Hände bleiben darauf. Genießen Sie die Schwerelosigkeit Ihrer Beine: das rechte heben, das linke, das rechte. Je 5-mal.

- Die Oberarmkugeln zu den Seiten öffnen und an die Unterlage abgeben. Überkreuz die Schulterblätter und Beckenseiten entspannen und ebenfalls abgeben. Das Kreuzbein in den Körper einladen, die einzelnen Beckenhälften am Kreuzbein entspannen. Augen zu und mit den Händen durch die Ballone die Beckenseiten in Bewegung setzen: Rechts den Ballon leicht in den Körper und dann fersenwärts lenken, links den

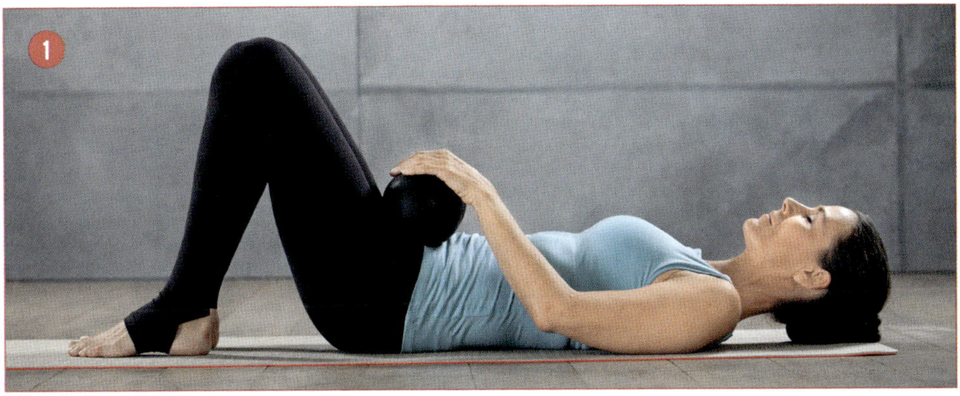

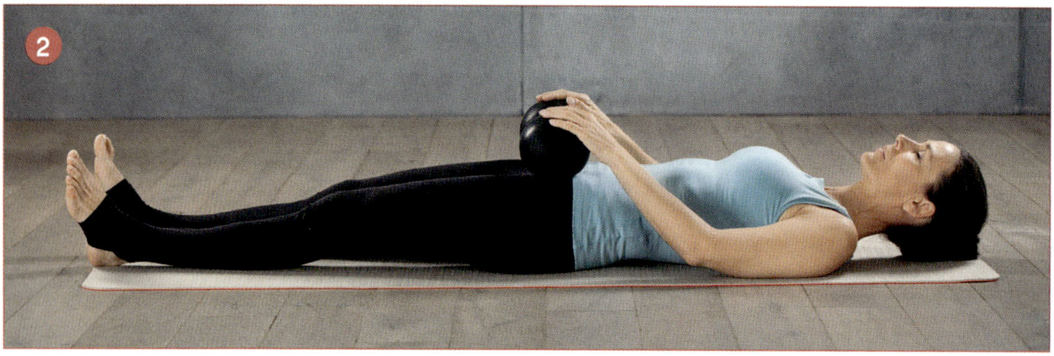

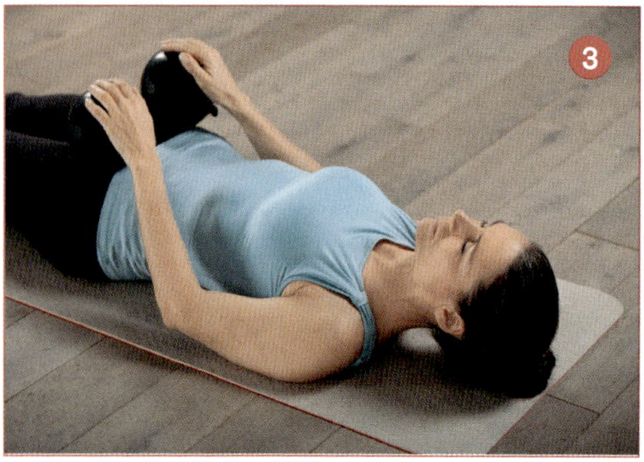

Ballon leicht in den Körper und dann fersenwärts lenken. Je 30-mal.

- Die ersten paar dieser Mikrobewegungen müssen Sie »machen«, ab dann führt Sie das Becken mit hauchzarten Vertikalrotationen.

Steigerung: Kombinieren Sie die »Fliehkraftrotationen« mit Beinheben. Mit der Nach-hinten-und vertikal-Bewegung des rechten Beckens hebt sich das linke Bein. Wieder aufstellen, links das Becken in Bewegung setzen und das linke Bein leicht anheben und wieder aufsetzen.

- Auch hier möchte ich Sie mit einer Vorgabe zur Anzahl der Wiederholungen nicht einschränken. Je mehr von diesen vertikalen Gelenkbewegungen Sie machen, umso schneller werden sie automatisch und umso leichter wird es Ihnen fallen, die Beckenhälften beim Laufen so einzusetzen.

- Position für die nächste Übung halten, Ballone in den Händen.

Isolieren Sie die Aktivitäten der Beckenhälften vollkommen voneinander. Wenn das rechte Becken arbeitet, ist das linke vollkommen entspannt. Lassen Sie sich zwischen zwei Rotationsbewegungen gerade genug Zeit, um das zu genießen, was ich »Leerschlag« nenne, die leere Leichtigkeit oder leichte Leere zwischen zwei Schritten.

3. Starker Torso

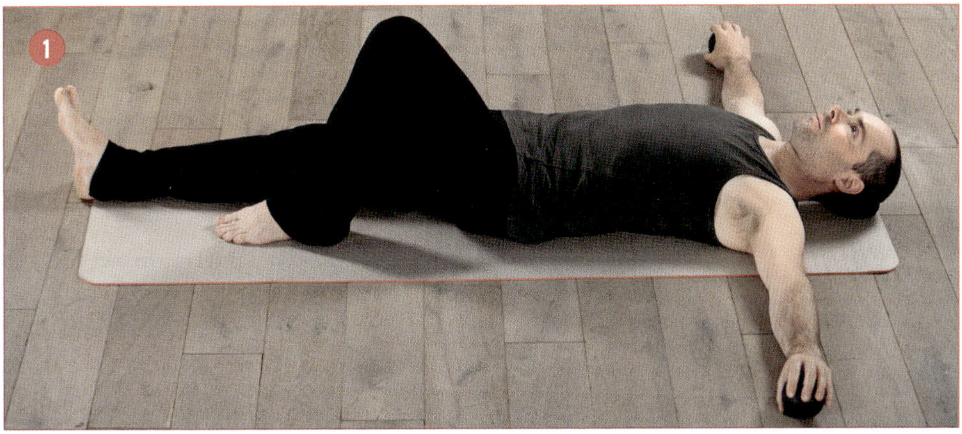

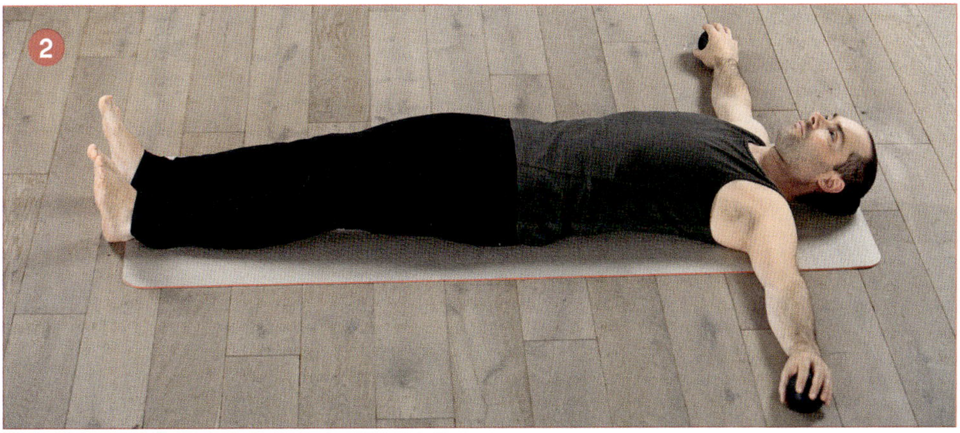

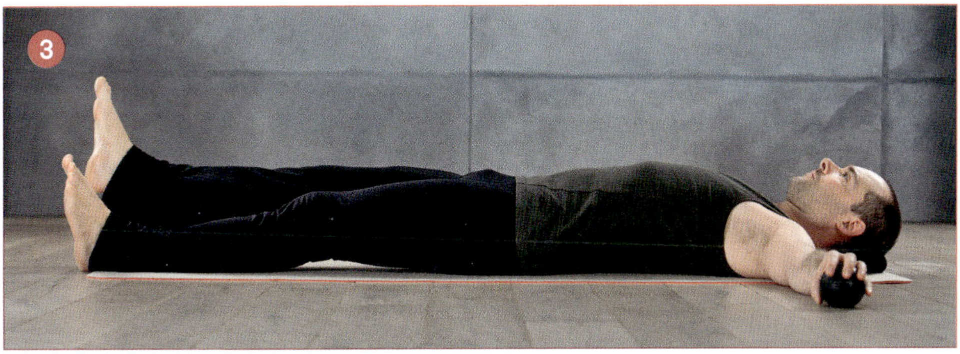

Sie wissen, dass Sie es gut machen, wenn die Waden und die hinteren Oberschenkel lang, gedehnt und gleichzeitig entspannt am Boden auflegen. Der Abstand zwischen Kniekehle und Boden ist winzig. Falls bei Ihnen eine ganze Mäusefamilie unter den Knien durchspazieren könnte: zurück an den Anfang, neu aufbauen.

- Die rechte Ferse aufsetzen und das Goldei in der Ferse aus dem Sitzbeinhöcker nach vorne schieben, bis das Bein gestreckt ist. Die linke Ferse aufsetzen und das Bein bewusst aus dem Goldei nach vorne gleiten. Diese Konzentration auf die Muskeln des hinteren Beines ermöglicht es dem Hüftbeuger, seine volle Länge zu finden. Ein Garant für Laufen ohne Kreuzschmerzen.

- Die Arme seitlich ausstrecken, mitsamt den Ballonen. Die Ellbogen schauen kopfwärts, die Ellbeugen fußwärts, dann ist die Armachse ideal. Die Oberarmmuskeln auf Achselhöhe ausdrehen, bis die Oberarmkugeln wieder ganz am Boden aufliegen.

- Rechts Schlüsselbein Richtung Handgelenk dehnen, links Oberrand des Schulterblattes. Umgekehrt, links das Schlüsselbein und rechts den oberen Rand des Schulterblattes. Je 3-mal.

- Die Handgelenke entspannen und die Daumengrundgelenke Richtung Boden ausrichten, gleichzeitig die Muskeln der Oberarme ausgedreht halten.

- Links aus der Leiste die Oberschenkelmuskeln ausdrehen, rechts die Oberarmmuskeln. Und umgekehrt, je 10-mal.

- Jetzt das linke Bein ultraleicht ein wenig vom Boden heben, rechts die Oberarmmuskeln ausdrehen, absetzen, das linke Bein heben, gleichzeitig die Oberarmmuskeln rechts ausdrehen, absetzen. Wiederholen, und zwar so lange, bis das Becken sich nicht mehr mitbewegt.

- Entspannen, Beine wieder anwinkeln.

Nehmen Sie die Aufspannung im Körper wahr. Genauso auf- und ausgerichtet läuft es sich am leichtesten. Alles ist »auf Mittelachse«, nichts verschiebt sich mehr horizontal. Oder, wie Ärztin und CANTIENICA®-Master Teacher Solveig Hoffmann es einmal formulierte: »CANTIENICA®-Körper kann man hinlegen und aufstellen und hinsetzen, sie sind immer genau gleich ausgerichtet und aufgespannt.«

4. Straffer Bauch

Wer ermüdet, geht mit dem Kopf zurück auf den Miniballon und macht mit dem Kopf am Boden weiter. Oder ruht sich kurz aus und bringt den Kopf dann wieder nach oben. Die Nasenlöcher müssen nach unten auf das Brustbein »schauen«.

• Direkt aus Übung 3. Die Arme auf Schulterhöhe seitlich ausstrecken. Ellbogen schauen kopfwärts, die Ellbeugen fußwärts. Die der Oberarme ausdrehen, bis die Oberarmkugeln und die Schulterblätter weit und offen und ganz auf dem Boden aufliegen.

1

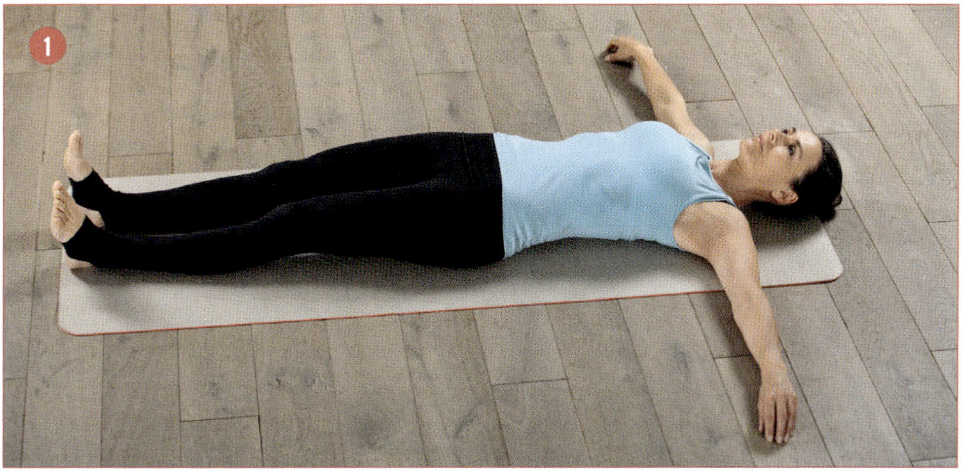

2

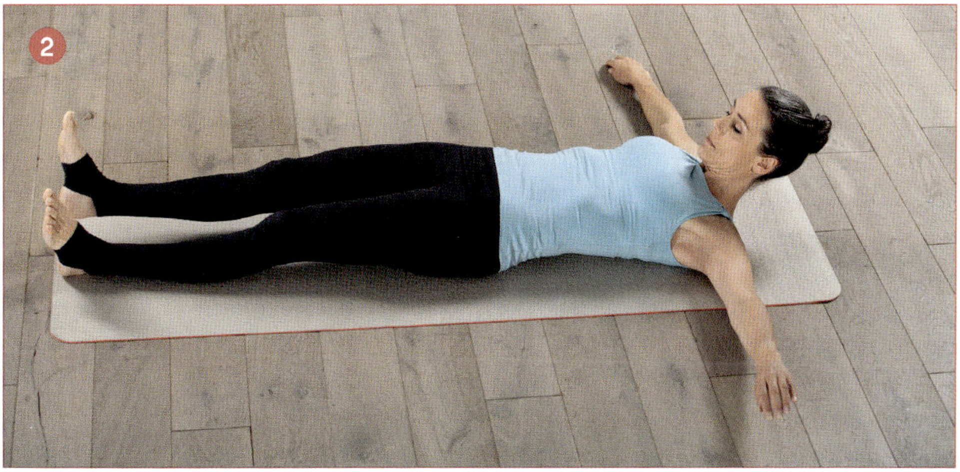

• Die linke Ferse aufsetzen, das Bein nach aktiv vorne gleiten, bis es gestreckt ist und butterweich aufliegt. Die rechte Ferse aufsetzen, Bein in die Streckung gleiten.

• Am Damm einatmen, den Atem an der Innenseite der Wirbelsäule hoch leiten zum Kronenpunkt, Zunge aus dem Mund strecken und mit dem Ausatmen den Kronenpunkt samt Kopf nach oben ziehen. Wenn das Kinn parallel zum Brustbein steht, die Zunge wieder in den Mund und im Mund an den Hinterkopf stupsen lassen. Das Brustbein in der Vorstellung an die Wirbelsäule schmiegen, den Hals entspannen und an den Nacken abgeben. Je mehr Ihnen das gelingt, umso leichter wird es, den Kopf hochzuhalten.

• Jetzt aus den Achselhöhlen die Oberarmmuskeln ausdrehen, nur das. Einfach? Warten Sie ab ... 5-mal. Dann mit dem Ausdrehen der Oberschenkelmuskeln aus der Leiste kombinieren. 5-mal gleichzeitig, 5-mal überkreuz.

• Das rechte Bein leicht vom Boden heben, den linken Arm leicht vom Boden heben. Rechts die Oberschenkelmuskeln und links die Oberarmmuskeln ausdrehen, 5-mal. Seite wechseln, mit dem linken Bein und dem rechten Oberarm wiederholen.

Steigerung: im direkten Wechsel arbeiten. Das linke Bein und den rechten Arm kurz anheben, die Muskeln des Oberarms und Oberschenkels ausdrehen, absetzen, das rechte Bein und den linken Arm anheben, Muskeln ausdrehen, absetzen. Je 10-mal. Entspannen.

5. Die Kraft der Pyramide

Der Rücken muss in dieser Pyramide absolut gerade sein. Lassen Sie einfach alle Rückenmuskeln los, entspannen Sie die Wirbel kopfwärts. Falls die Handgelenke schmerzen oder die Kniesehnen stark verkürzt sind, können Sie den Hocker an die Wand stellen und die Hände für die Pyramide auf den Hocker legen.

• Auf eine Seite drehen und behutsam in die Hocke gehen. Die Finger berühren leicht den Boden. Ellbogen zeigen zur Seite. Die Fersenbeine langziehen. Die Sitzbeinhöcker zu den Fersenbeinen verlängern. Den unteren Rand des Schambeines ebenfalls zu den Fersen dehnen.

• Das Becken vom Brustkorb wegdehnen, Richtung Fersen. Das Kreuzbein tiefer in den Leib einholen. Den Brustkorb nun in Richtung Kopf dehnen. Der Kronenpunkt zielt zwischen die Handgelenke.

• Links die Kniescheibe vom Bein wegdenken, rechts den Sitzbeinhöcker noch weiter nach hinten dehnen. Umgekehrt, rechte Kniescheibe fliegt nach vorne, der linke Sitzbeinhöcker nach hinten. Jede Seite 3-mal.

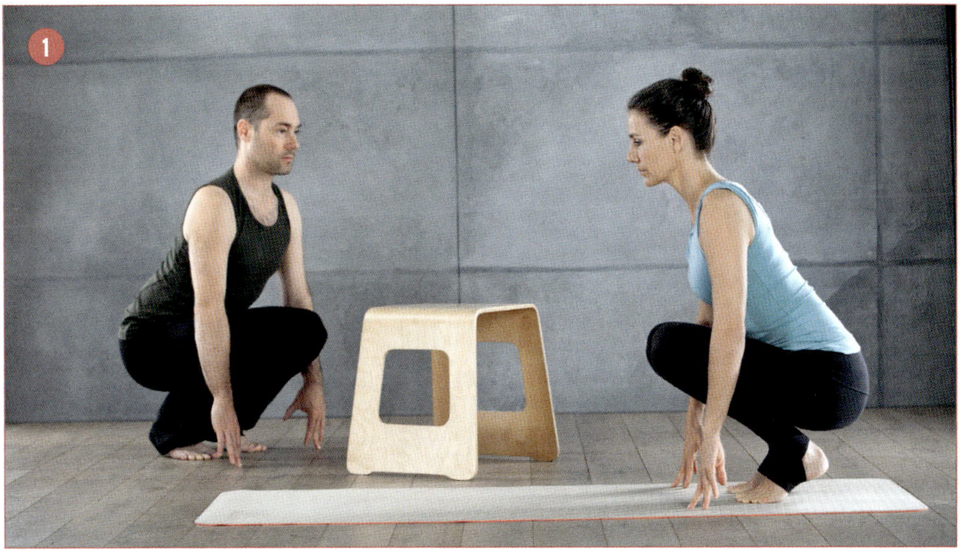

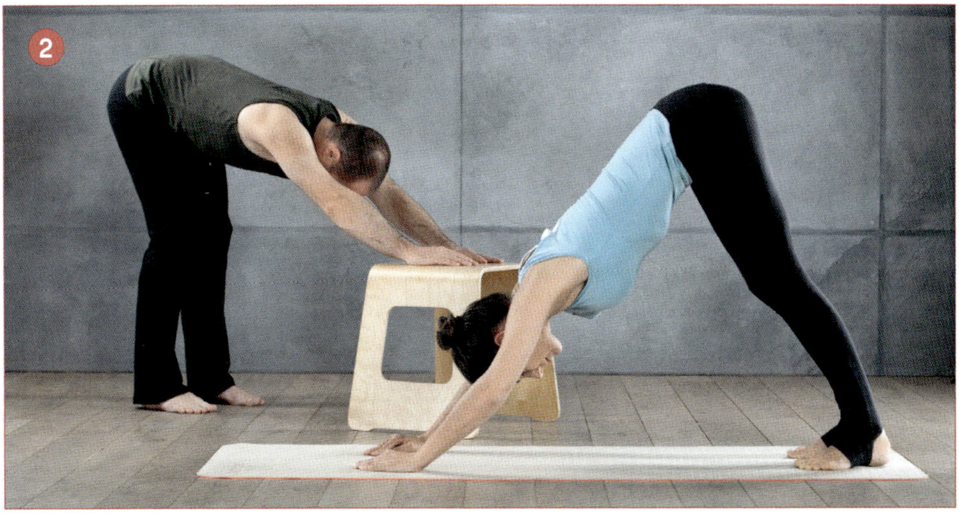

• Die Fersen absenken, mit den Händen so weit nach vorne laufen, wie es mit den Fersen am Boden geht. Hände schulterbreit und in leichter A-Stellung ausrichten. Sofort die Unterarmknochen Richtung Ellbogen »heimholen«, die Oberarme in die Achselhöhle holen. Armmuskeln an den langen, entspannten Knochen auch zu den Achselhöhlen entspannen und ausdrehen. Sitzbeinhöcker und Schambeinunterrand zur Decke hochziehen. Der Kronenpunkt zielt zu den Händen.

• Das Kreuzbein in den Körper einladen und Richtung Kronenpunkt entspannen.

• Mit den Füßen V im V machen, Sie erinnern sich: die Linien Großzeh-Ferse und Kleinzeh-Ferse näher zueinander bringen. Jetzt das Gegenstück mit den Händen machen: V in der A-gestellten Hand. Die Linie Daumen-Handgelenk näher bringen zur Linie Kleinfinger-Handgelenk. Sobald Sie sich an die »Bewegung« gewöhnt haben, machen Sie mit dem linken Fuß ein V im V, mit der rechten Hand ein V im A. Wechselseitig wiederholen. Je 5-mal.

• Stellen Sie sich vor, dass Sie den Bauchnabel gleichzeitig zum Schambein und zum Hals dehnen. Den Bauchnabel auf den Rücken versetzen und gleichzeitig zum Steißbein und zum Kronenpunkt verlängern. Jetzt beides gleichzeitig.

• Aus dieser Länge den linken Sitzbeinhöcker noch weiter nach hinten dehnen und im Körper die Verbindung zum rechten Handgelenk schaffen. Kurz halten. Entspannen. Den rechten Sitzbeinhöcker nach hinten dehnen und Verbindung zum linken Handgelenk suchen. Es entsteht eine intensive »Dehnung in der Dehnung«.

• Zurück in die Hocke, kurz entspannen.

6. Steilhang mit Twist

• Arme locker vor den Schultern kreuzen. Aus der Hocke die Fersen absenken und die Sitzbeinhöcker samt Becken nach hinten dehnen. Der Oberkörper richtet sich von selbst aus.

• Die Knie exakt über die Fersen bringen. Die Zehen wie zehn kleine Saugnäpfe am Boden festmachen. Den unteren Bauch lang machen, indem das Schambein dehnen, den unteren Rücken lang machen, indem Sie das Steiß-

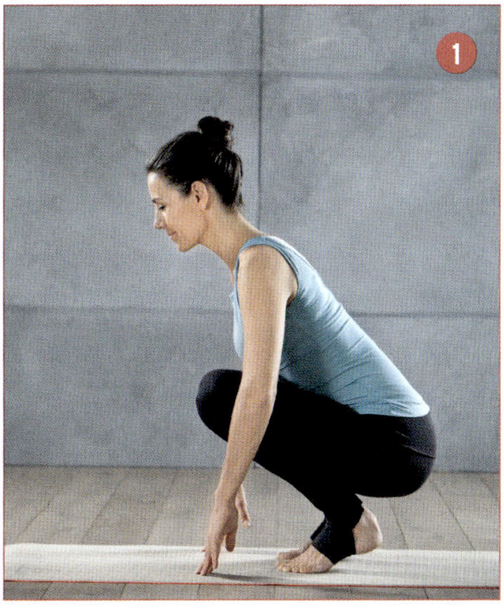

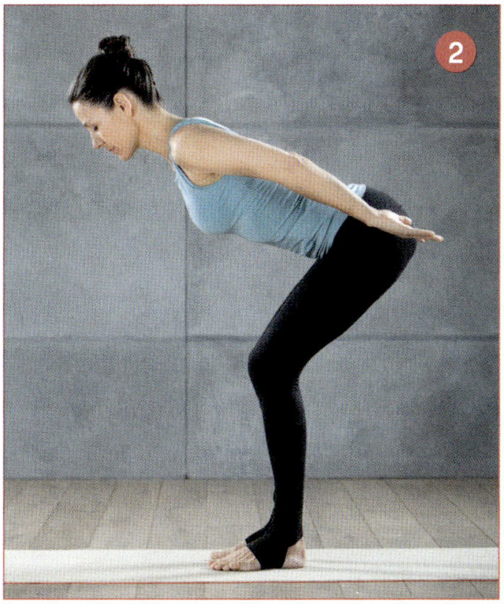

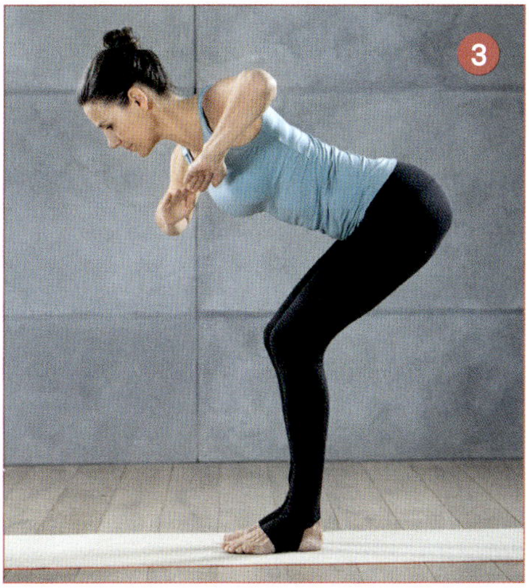

bein lang ziehen. Den Brustkorb möglichst weit weg vom Becken dehnen, um die Rumpfmuskulatur zu dehnen. Chefwirbel Kreuzbein einholen und Richtung Kronenpunkt dehnen. Die Ellbogen seitlich anheben und auseinander ziehen. Die Finger zeigen zueinander. Die Muskeln der Oberarme ausdrehen.

- Das Becken und den Kopf absolut stabil halten und aus der Brustwirbelsäule nach links und nach rechts drehen. Jede Seite 10-mal.

- Handflächen nach vorne ausdrehen. Aus der Brustwirbelsäule rotieren und gleichzeitig Oberkörper aus den Sitzbeinhöckern anheben, wieder senken, anheben. 3-mal senken und heben. Zum Entspannen zurück in die Hocke.

Die Knie müssen bei dieser Übung unentwegt über den Fersen stehen. Falls Ihnen das sehr schwer fällt, stellen Sie den Hocker vor eine Wand und lehnen die Waden gegen den Hocker. Sobald Sie die Kraft aus dem Levator Ani und den hinteren Beinmuskeln nutzen können, werden die Füße und Zehen am Boden bleiben.

7. Aufspannung mit Power

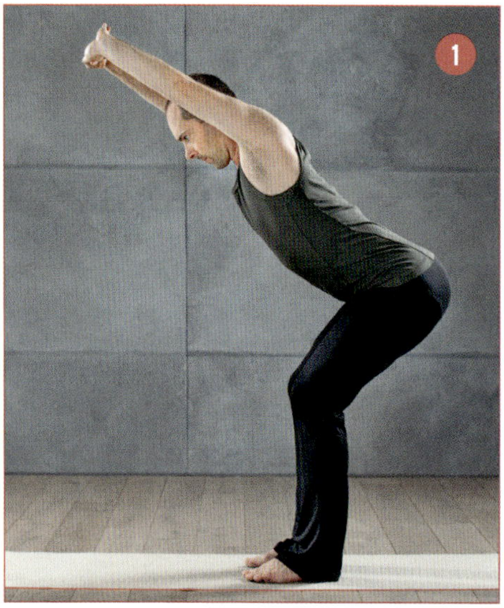

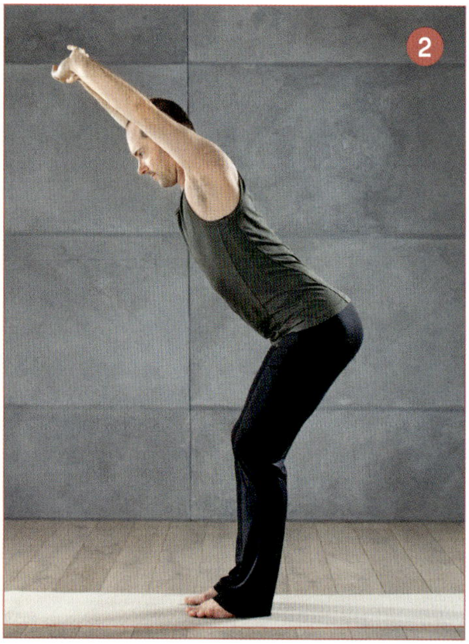

- Aus der Hocke die Füße absenken, das Becken sitzbeinhöckergesteuert hinter die Fersen ziehen, die Knie über den Fersen ausrichten, die Zehen an den Boden »kleben«, den Oberkörper im Steilhang ausrichten.

- Hände verschränken, ausdrehen, Arme in Verlängerung des Steilhangs strecken. Aus den Leisten die Oberschenkelmuskeln ausdrehen. Schulterblätter flach an den Rücken ziehen.

- Jetzt stellen Sie sich vor, weit hinter Ihnen stehe ein Schemel, auf den Sie sich setzen möchten. Der Schemel ist da nicht, Sie richten sich auf und versuchen es noch einmal. Noch 10-mal. Auf den Luftschemel setzen und wieder aufrichten. 12-mal.

- Herausfordernd? Das wird es jetzt: Den Torso weit nach hinten »setzen«. Vom rechten Sitzbeinhöcker zum linken Handgelenk atmen und diagonal aufrichten. Wieder weit nach hinten setzen, vom linken Sitzbeinhöcker zum rechten Handgelenk atmen und diagonal hochkommen. Jede Seite 5-mal.

- Zum Aufrichten die Hände lösen, die Arme nach hinten ausstrecken, Ellbogen zeigen zu den Seiten. Die Mittelfinger nach hinten und den Kronenpunkt gleichzeitig nach oben ziehen und so in die vertikale Aufspannung kommen.

8. Liegestütz mit Dreh

Liebe Männer, bitte alles vergessen, was Sie über Liegestütz zu wissen glauben! Die Schulterblätter liegen am Rücken an, oben weit, unten schmal. Die Oberarmmuskeln bleiben ausgedreht, die Oberarmkugeln stehen »neben« dem Rücken. Der Kopf bleibt exakt auf Linie mit Hals und Wirbelsäule. Die Kraft kommt nicht aus den Armen und nicht aus dem großen Brustmuskel, sondern aus den tiefen Brust- und Rückenmuskeln.

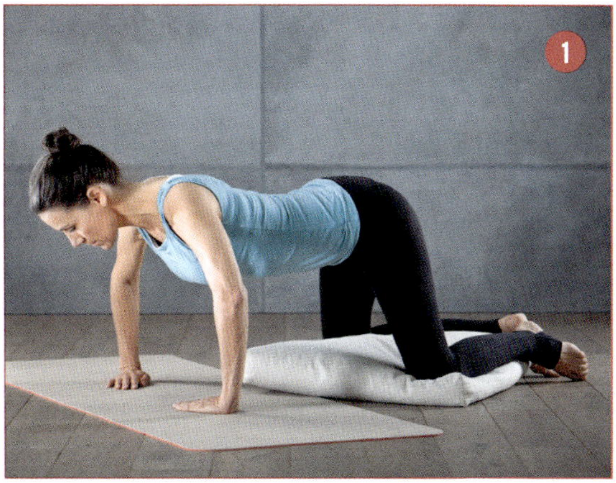

- Die Matte so falten, dass Sie quer gegrätscht darauf im Unterschenkelstand sein können. (Matte falten, Decke falten, flaches Kissen auflegen).

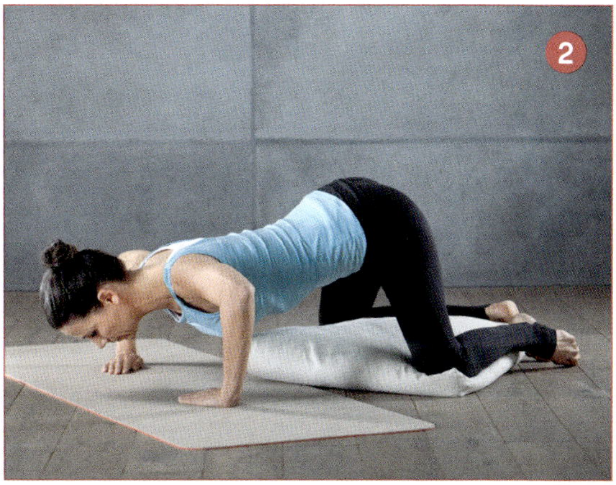

- In den Unterschenkelstand kommen. Die Hände unter den Achselhöhlen relativ weit auseinander am Boden aufsetzen. Die Beine zur Seite grätschen, so weit es geht. Die Knie und die Hüftgelenke bilden eine Linie. Schambein, Steißbein und Becken nach hinten und die Ellbogen zu den Seiten dehnen.

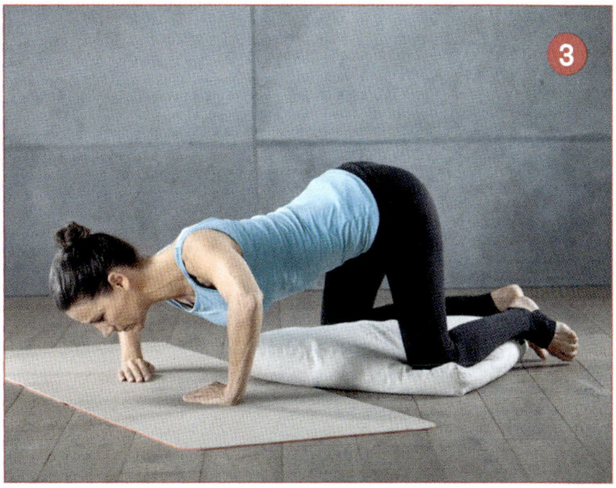

- Die Muskeln der Oberschenkel aus den Leisten ausdrehen, um den Levator Ani zu aktivieren. Die Muskeln der Oberarme ausdrehen, um die tiefen Brustmuskeln zu aktivieren.

• Mit dem Bauchnabel-X die Rumpfmuskeln vernetzten: den Bauchnabel gleichzeitig zum rechten Sitzbeinhöcker und zur linken Schulter sowie zum linken Sitzbeinhöcker und zur rechten Schulter dehnen. 5-mal.

• Den Goldstab durch die Ellbogen stecken, die Oberarmkugeln am Goldstab weiter auseinander schieben. Den Oberkörper absenken, soweit es geht. Achtung, den Hals nicht abbiegen, er bleibt samt Kopf in der Verlängerung der Wirbelsäule.

• Links die Oberarmmuskeln noch mehr ausdrehen, rechts die Oberschenkelmuskeln.

• Rechts die Oberarmmuskeln und links die Oberschenkelmuskeln ausdrehen. Je 10-mal.

Steigerung: Die rechte Schulter zur linken Hand drehen, die linke Schulter zu rechten Hand drehen, ohne die Schultern vom Goldstab zu »entlassen«. Jede Seite 10-mal. Spüren Sie eine intensive Dehnung diagonal durch den ganzen Rumpf, so machen Sie es perfekt.

• Schließlich die versprochenen Liegestütz: Rumpf wieder in die Mitte bringen, Ellbogen weit auseinander dehnen, den Oberkörper Richtung Boden absenken und knapp über Boden winzige Liegestütz machen. 10. Oder 20. Oder 30.

Wenn es anstrengend wird, das Becken Richtung Fersen schieben, kurz entspannen und wieder in die Position gehen.

9. Fliegende Füße

• Auf dem Hocker ausrichten und die grapefruitgroßen Ballone unter die Füße legen. Sofort aufrichten, Sitzbeinhöcker in Stelzen verwandeln. Die Hände verschränken, ausdrehen, Arme zur Decke strecken. So finden Sie das Gleichgewicht wieder.

• Die Füße abwechselnd vom Luftballon anheben, Fersen nach hinten denken, lösen, anheben, rückwärts kreisen, absenken. Sie kennen die Bewegung aus der Rückenlage. Weiter »rotieren«, bis die Beinknochen, die Hüftgelenke, die Sitzbeinhöcker und die Kreuzbeingelenke mitschwingen.

Wenn die Kettenreaktion von den Füßen, durch die Beine und das Becken an Ihrer Wirbelsäule hochgeht, die Brustwirbelsäule sich dreht, der Kopf hoch und leicht schwebt, so haben Sie alles verstanden und gut umgesetzt. Kommen die Gelenkrotationen nicht im Becken an, so sind Sie vermutlich hinter die Stelzen gerutscht. Wieder aufrichten. Machen die Beckengelenke zwar mit, aber die Brustwirbelsäule nicht, so ist Ihr Rücken wahrscheinlich rund. Einfach wieder aufspannen und weiter machen – bis es klappt. Denn ab heute tun Sie beim Laufen nur noch das: den Körper vom Boden wegbewegen.

- Versuchen Sie sich vorzustellen, wie Sie »vom Boden weg, vom Boden weg« gehen oder laufen.

- Sobald Sie der Tiefenmuskulatur vertrauen, werden alle Gelenke durchlässig. Die Brustwirbelsäule schwingt mit, dreht sich federleicht aus sich heraus zu der Beinseite, die gerade vom Boden weg geht.

- Der Kopf tariert die Bewegung aus, er schaut gerade aus, bewegt sich nicht mit.

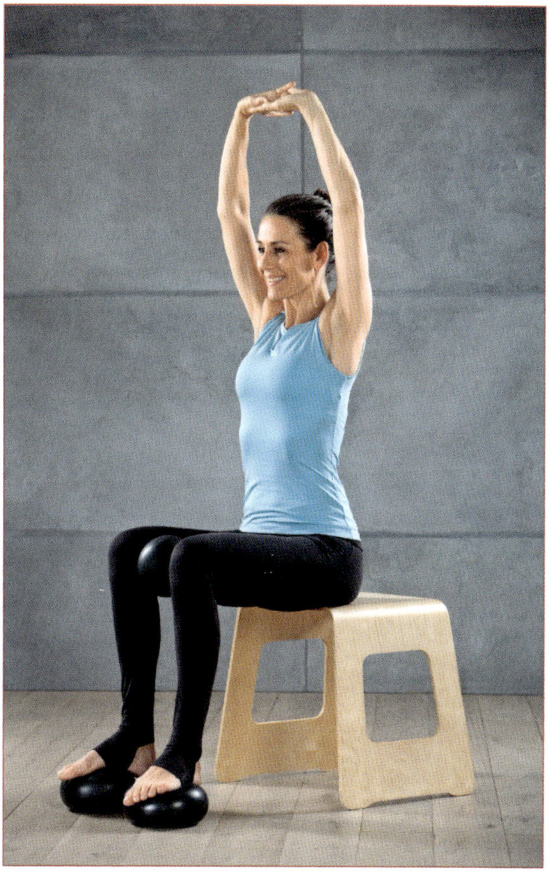

- Anhalten, Arme entspannen, Ballone unter den Füßen wegnehmen, Fersen hüftschmal und Füße in V-Stellung ausrichten und die Bewegung mit den Füßen am Boden wiederholen.

- Für die nächste Übung sitzen bleiben.

10. Drehender Torso

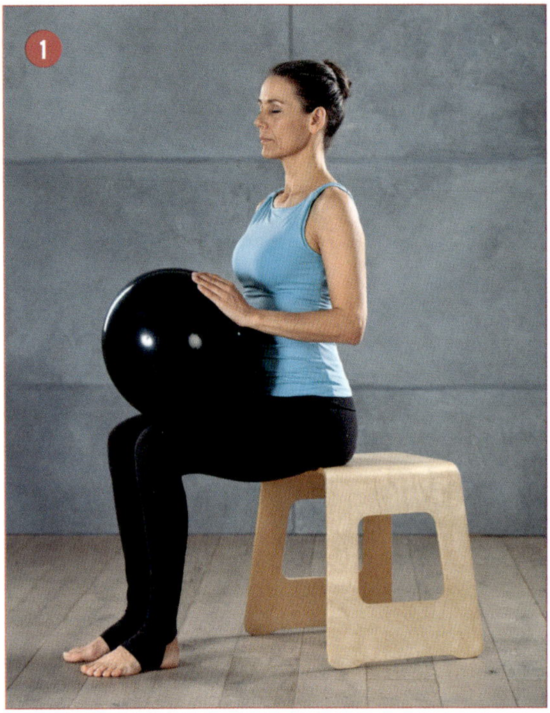

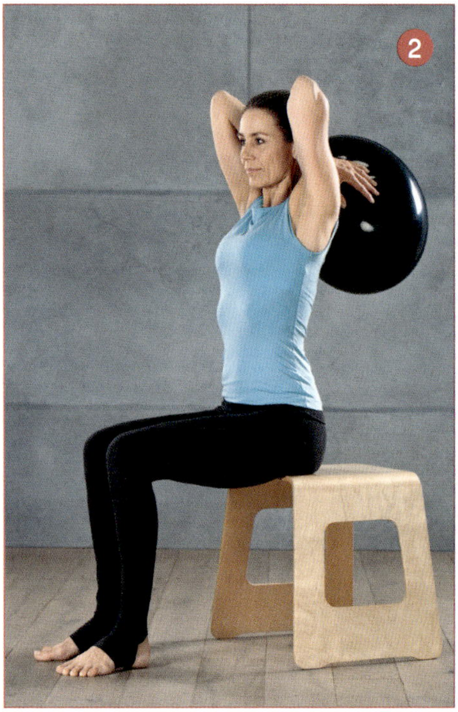

Achtung: den Kopf nicht bewegen! Er bleibt regungslos stehen. Die Muskeln der Schultern und der Oberarme müssen loslassen, dann können sich die Unterarme butterweich hinter dem Kopf absenken.

• Für diese Übung brauchen Sie den groß aufgeblasenen Luftballon. Die Arme schwer hängen lassen. Das flüssige Gold durch die Armknochen fließen lassen. Den Kronenpunkt zur Decke ausrichten, den Brustkorb vom Becken wegdehnen.

• Den Luftballon auf die Oberschenkel legen. Die Hände in A-Stellung auf den Ballon legen. Die Muskeln der Oberarme ausdrehen. In der Vorstellung die Fingerspitzen zum höchsten Punkt am Ballon dehnen, gleichzeitig die Ellbogen zum Boden fließen lassen.

• Die Ellbogen schwerelos machen, sie pendeln nach hinten unten. Sie machen es gut, wenn die Bewegung die Brustwirbelsäule in Bewegung setzt. Zwei Minuten pendeln.

- Dann den Luftballon zur Decke strecken. Die Schulterblätter flach an den Rücken holen, oben weit, unten schmal. Die Schlüsselbeine hoch nehmen und seitlich soweit und lang machen, wie es nur geht.

- Jetzt sollten die Arme gestreckt sein. Die Ellbogen ganz nah an die Schläfen ziehen, die Unterarme samt Luftballon hinter dem Kopf absenken, Richtung Becken.

- Direkt über dem Ellbogen die Oberarmknochen leicht eindrehen, auf Achselhöhe wie gewohnt kraftvoll ausdrehen. Jetzt stehen Ihre Oberarme gerade und senkrecht in die Luft.

- Fixieren Sie mit den Augen einen Punkt direkt vor sich und drehen Sie die Brustwirbelsäule behutsam nach links, nach rechts, nach links. Nur die Brustwirbelsäule. Eine intensive Dehnung durch den Rumpf ist das richtige Feedback des Körpers. Auf jede Seite 10-mal.

- Ballon fallen lassen, Arme lösen, Handrücken auf die Oberschenkel legen und zur nächsten Übung.

Finden Sie diese Übung sehr anstrengend? Täglich machen. Spätestens nach einer Woche hat sie ihren Reiz verloren, Sie wissen gar nicht mehr, was so anstrengend war, weil die äußeren Brustmuskeln und die Schultermuskeln (Trapezius, Rhomboideus) loslassen und die tiefe liegende »Längsmuskulatur« sich endlich entfalten kann.

11. Kreuzend gehen

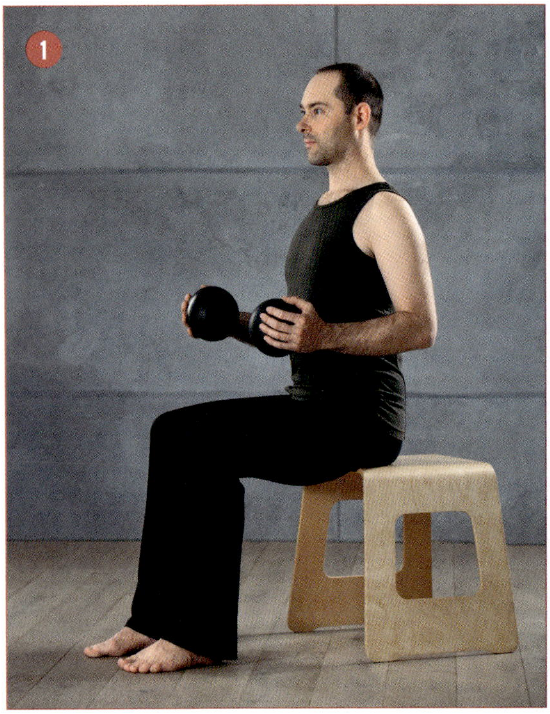

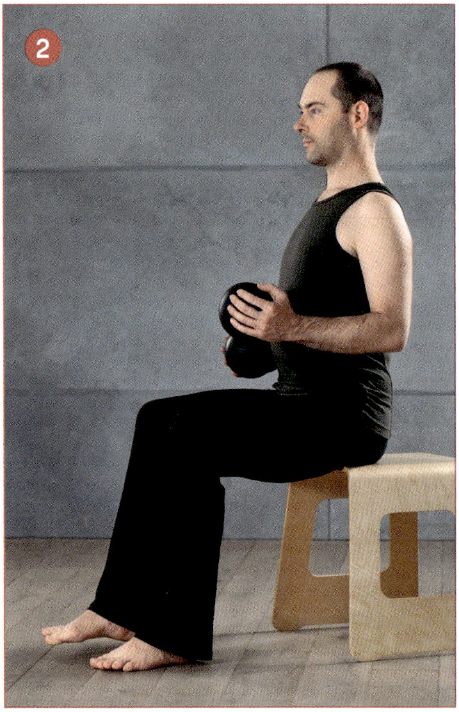

Die Arme pendeln seitlich einfach mit. Die Hände bleiben schulterweit auseinander. Sobald die Hände oder Unterarme aufeinander zugehen, dreht nicht mehr die Brustwirbelsäule, sondern sind die Schultern am Werk!

- Auf den Stelzenhöckern ausrichten. Die Füße in V-Stellung, die Knie exakt über den Fersen. Das Kreuzbein in den Körper holen und mit allen anderen Wirbeln zum Kronenpunkt dehnen.

- Mit den Füßen ein paar V im V machen, erst beidseitig, um die Beinachse auszurichten, dann einseitig, um die Kreuzbeingelenke mobil zu machen. Je 10-mal.

- »Vom-Boden-weg«-Bewegung mit den Füßen, Sie wissen schon, nur so tun, als ob … Die Füße bleiben in Bodenkontakt, die Knochen und Gelenke setzen sich in Kettenbewegung.

- Die Unterarme leicht anheben, Hände so ausrichten, dass sie zueinander schauen.

- Die Oberarme nach unten tropfen lassen, die Schulterblätter tief und nah an den Rücken legen, die Schlüsselbeine hoch und weit ausrichten. Die aufgespannte Pracht sichern mit einigen Bauchnabel-X: Bauchnabel gleichzeitig überkreuz zu den Beckenschaufeln und den Rippenbögen dehnen.

- 5-mal.

- Den Daumenballen ultraleicht eindrehen, gleichzeitig die Muskeln der Oberarme ausdrehen.

- Flattern Sie einmal mit den Oberarmen wie ein Huhn, um sicher zu stellen, dass die Muskeln entspannt sind.

- Jetzt ziehen Sie den rechten Sitzbeinhöcker nach hinten unten, den linken, den rechten und setzen die Beckenseiten so in rotierende Vertikalbewegung. Die Resonanz dieser Bewegung setzt sich nach oben fort, die Brustwirbelsäule beginnt zu schwingen.

- Weitermachen, bis die Füße sich fast von selbst heben. Die Brustwirbel drehen nach rechts, der rechte Fuß hebt sich, Brustwirbel nach links, der linke Fuß hebt sich.

- Der Kronenpunkt schraubt sich die ganze Zeit wie ein Korkenzieher Richtung Himmel. 100-mal? 200-mal? 300-mal?

- Halt einfach solange, bis es sitzt. Also bis Sie die Mittelachse perfekt halten können und beim Beinwechsel nicht mehr zur anderen Seite schwanken.

Sie können auch diese Übung in den Alltag einbauen. Am Schreibtisch vor dem Computer ist sie ein regelrechtes Hallowach für die Hirnzellen und die Konzentration. Die Hände können dabei wie beschrieben auf dem Pult liegen.

12. Murmelverstand

Wer die Murmeln unter den Füßen als richtig schmerzhaft empfindet, hat a) zu wenig Muskeln an der Fußsohle und b) zu viel Gewicht auf den Füßen. Da hilft nur üben!

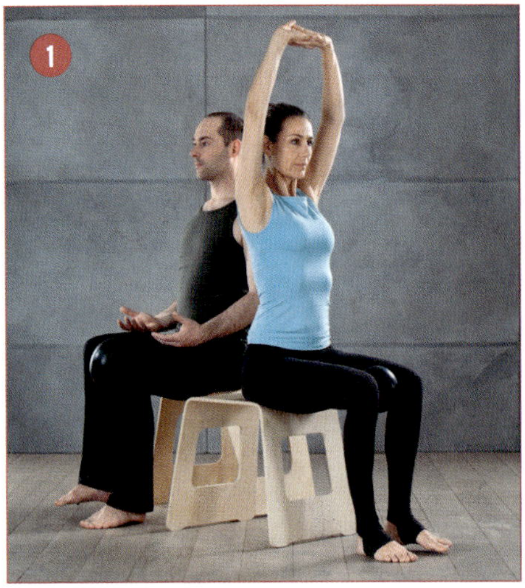

- 20 kleine Glasmurmeln – jetzt verrate ich Ihnen, wofür Sie die brauchen.

Phase 1: Betten Sie je eine Glasmurmel unter das Quergewölbe jedes Fußes und je eine mitten unter die Ferse.

- Hände verschränken, ausdrehen, Arme über den Kopf heben. Entspannen Sie das »Ballenfleisch« um die Murmel hinter der mittleren Zeh. Rechts, links. Stellen Sie sich vor, Sie können das Fleisch wie warmen Honig rundherum tropfen lassen. Nehmen Sie wahr, was dieses kleine Nichtstun im Körper auslöst. Sie können die Auswirkungen mindestens bis ins Becken spüren. Fortgeschrittene und Körperbegabte spüren »das Echo« bis in den Atlas.

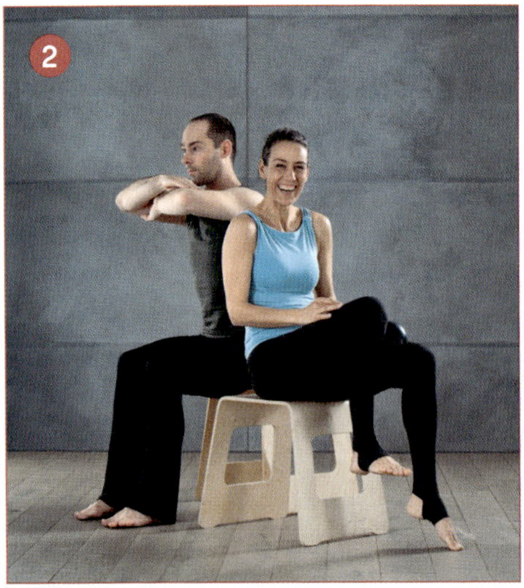

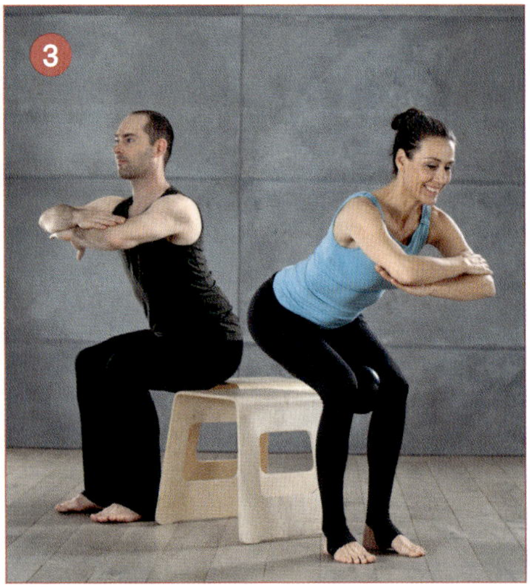

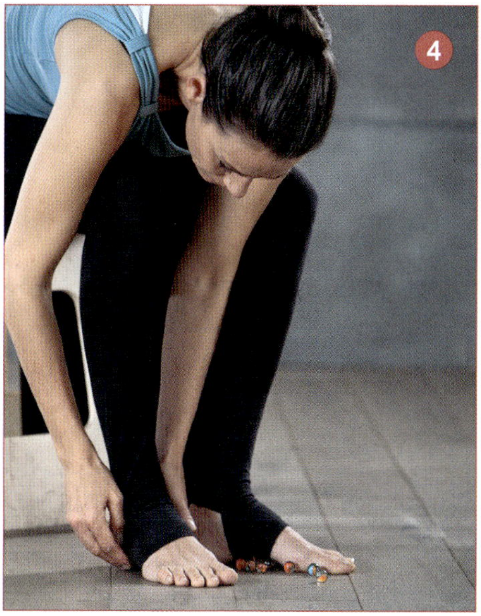

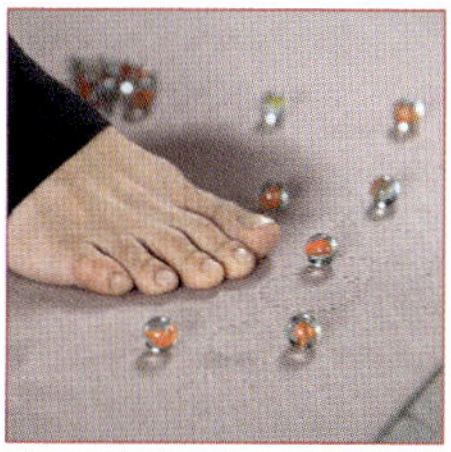

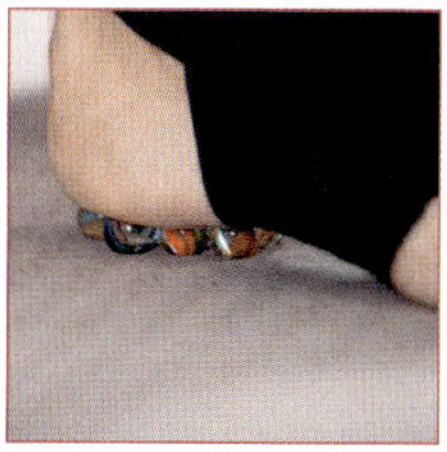

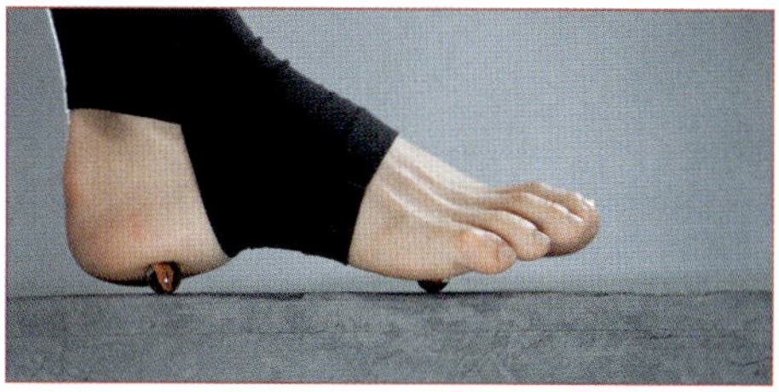

• Das Fersenfleisch um die Murmel herum »lösen«, rechts, links, abwechselnd, in der Vorstellung die Muskeln um die Murmel fließen lassen. Sie wissen ja, der Körper folgt Ihrer Vorstellung.

Phase 2: Jetzt stellen Sie sich vor, dass Sie die beiden Murmeln an einem Fuß gleichzeitig fassen und anheben können. Links, rechts, links, rechts. Ob Sie es in diesem Moment glauben oder nicht: Ja, es ist möglich, die Murmeln an Quergewölbe und Ferse anzuheben. Doch das ist nicht wichtig, wichtig ist vielmehr der Versuch, die Übung. Je ungefähr 10-mal – und mit möglichst wenig Ausweichmanövern des Torsos.

Phase 3: Eine Murmel unter jedes Großzehgrundgelenk und neun Murmeln unter jede Ferse. Wieder auf den Sitzbeinhöckern ausrichten, Becken aufrichten, Wirbelsäule und Torso aufspannen. Arme locker vor den Schultern kreuzen oder Hände entspannt auf den unteren Rücken legen. Brustkorb weit weg vom Becken dehnen. Oberkörper vorbeugen, Sitzbeinhöckerstelzen kraftvoll zueinander ziehen und so aufstehen, dass die Knie über den Fersen bleiben.

• 10-mal für den Anfang? Und auf 20-mal steigern. Und ab heute immer so hinsetzen und aufstehen, mit den Knien exakt über den Fersen.

• Ich bin stolz auf Sie!

Macht Ihnen dieses Training Spaß, können Sie alle Übungen in diesem Buch nach Lust und Laune mischen und sich daraus Ihr eigenes Qualitäts-Workout zusammenstellen. 3-mal pro Woche 45 Minuten sind ideal. Mit 2-mal 60 Minuten sind Sie auch gut unterwegs.

4 Loslaufen

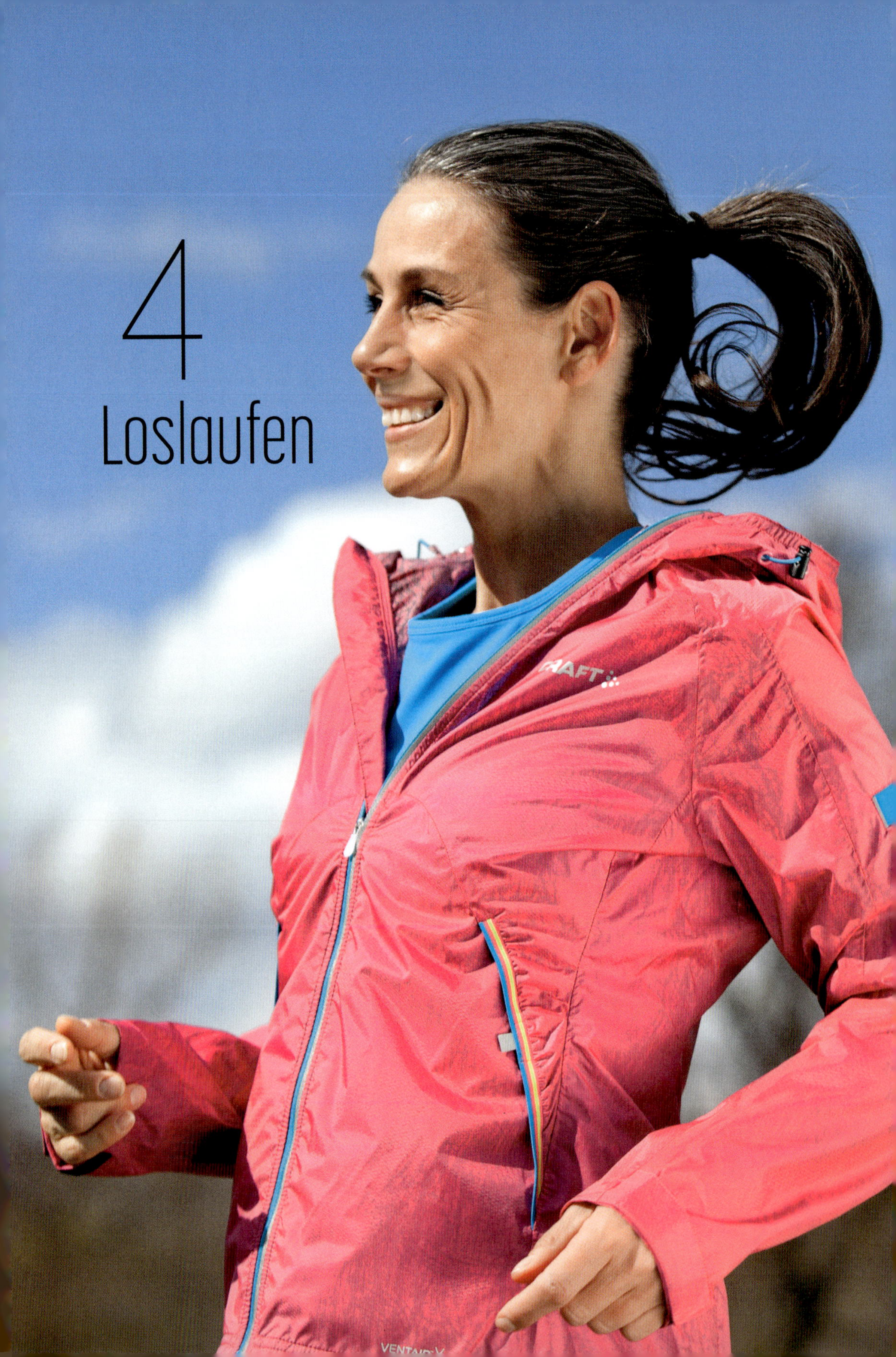

Leisten Sie sich die einfachsten Laufschuhe, die Sie finden können. Die meisten Sneakers mit flacher Sohle sind den Hightech-Laufgeräten haushoch überlegen. Warum? Weil sie dem Fuß Freiheit geben und die Laufarbeit überlassen.

- Richten Sie den Körper über den Fersen aus, damit der Fuß Ihr Gewicht nicht tragen muss.

- Die Fersen aus- und aufrichten. Unterschenkel nach hinten über die Fersen. Knie locker.

- Oberschenkel über den Unterschenkel.

- Das Becken von den Oberschenkelköpfen weg heben, die Sitzbeinhöcker ausrichten, sie müssen jetzt knapp hinter den Fersen schweben.

- Den Brustkorb vom Becken wegdehnen, vorne, hinten und an den Seiten gleichmäßig.

- Den Unterrand des Brustkorbes bündig machen mit dem Oberrand des Beckens.

- Konzentrieren Sie sich auf die Schleife des Zwerchfells und die Aufspannung des Zwerchfells, dann finden sich Becken und Brustkorb in der perfekten Ausrichtung.

- Die Hände verschränken, Arme über den Kopf. Schulterblätter tief, Schlüsselbeine hoch und weit. Noch mal alles vom Boden weg denken.

- Die Arme nah am Körper anwinkeln, die Ellbogen schwer nach unten ziehen lassen.

- Handflächen schauen zueinander, den Daumen schwer machen und den kleinen Finger in der Vorstellung ausdrehen.

- Die Oberarmmuskeln ausdrehen.

- Die beiden Becken frei machen: Der linke Sitzbeinhöcker schielt zur rechten Ferse, der rechten Sitzbeinhöcker schielt zur linken Ferse.

- Loslaufen.

- Die Brustwirbelsäule bewegt den Oberkörper, die Beckenseiten bewegen den Unterkörper.

- Vom Boden weg laufen, so, wie Sie es auf den Ballonen gemacht haben

- Mitten auf der Ferse landen, geschmeidig und leicht zum Großzehengrundgelenk übersetzen, mit den Zehen kraftvoll abstoßen.

- Körper und Beine bleiben vertikal aufgespannt, immer übereinander, der Oberkörper ist immer über dem Spielbein.

- Den Brustkorb hochhalten.

- Mit fast gestreckten Beinen laufen.

- Die Fersen des hinteren Beines möglichst lange am Boden halten.

- Immer im 90-Grad-Winkel zum Gelände laufen, gerade aus, bergauf, bergab. Das braucht beim ersten Versuch Mut, bergauf wird es Ihnen vorkommen, dass Sie nach hinten fallen, bergab, als ob Sie nach vorne fallen. Keine Angst, tun Sie nicht. Die Schwerkraft passt auf Sie auf.

- Nur in dieser 90-Grad-Ausrichtung und -Aufspannung sind Ihre Gelenke frei von Druck und Reibung. Ich weiß aus meinen Zeiten mit akuter Hüftgelenkarthrose, was ich von Ihnen verlange. Und glauben Sie mir, es ist ein Unterschied wie kriechen oder fliegen. Sie werden die verhassten Steigungen und Gefälle lieben lernen!

- Und: Laufen Sie weitsichtig. Schauen Sie fünf bis sieben Schritte voraus. Auf Treppen immer die übernächste Stufe im Auge haben, egal, ob aufwärts oder abwärts. So können Sie die Aufspannung mühelos halten, der Kopf thront, die Kopfgelenke sind frei.

- Immer nur so lange joggen, wie es im neuen Leichtmuster läuft, dann pausieren und am nächsten Tag die Zeit verdoppeln. Das ist wichtig. Wenn Sie 10 Minuten körpergerecht laufen und dann noch 70 Minuten in der alten Fehlhaltung weiterlaufen, damit Sie Ihr kopfgesetztes Tagessoll erfüllen, so wird das nichts. Ihr Körper wird sich nicht mehr auskennen. Laufen Sie wirklich nur so lange, wie die Tiefenmuskeln mitmachen und die Gelenke vom Boden weg rotieren. Und wenn es nur zwei Minuten sind am ersten Tag! Der Körper lernt buchstäblich über Nacht, wird das neu-alte Muster im Schlaf einspeichern, schon morgen werden Sie 10 Minuten durchhalten, übermorgen 30. Und wenn er es einmal kann, so gibt der Körper die köstliche Gangart nicht mehr her. Es kann Sie immer mal eine Grippe oder eine andere Krankheit für drei, vier Wochen aus der Laufbahn werfen. Doch dann läuft Ihr Körper wieder los, als wäre nichts gewesen. Er ist einfach nur glücklich, dass er wieder »richtig« laufen darf.

- Dehnen ist nicht nötig, denn Sie laufen gedehnt und aufgespannt. Was Ihnen die Laufpäpste als Dehnung einreden, ist nichts anderes, als gewisse Muskeln auf Kosten von anderen zu überdehnen.

- Gutes, behutsames Dehnen schadet nicht. Wenn Sie sich also aus alter Gewohnheit nach dem Laufen dehnen möchten, picken Sie sich aus den Übungen Ihre Lieblinge heraus.

Atmen beim Laufen

Immer schön langsam: Meine Empfehlung lautet »laufen ohne zu schnaufen«, also nur so schnell, wie es mit Nasenatmung bei leicht geöffnetem Mund geht.

Einatmen durch die Nase: Die Zungenwurzel an den oberen Gaumen legen und den Atem durch die Nase ein- und durch den Mund ausströmen lassen. Ohne Stress, nichts forcieren.

Vorteil der Nasenatmung: Bei der Nasenatmung wird die Luft gereinigt. Schmutz- und Staubpartikel werden durch die vielen Millionen Flimmerhärchen in der Nase aufgefangen. Die Atemluft wird bei der Nasenatmung in kürzester Zeit erwärmt. Selbst bei Minusgraden wird noch die Körpertemperatur erreicht, bevor die Luft in die Lungen gelangt. Beim Einatmen durch den Mund riskieren Sie bei Minusgraden Infektionen der Bronchien, der Mandeln oder auch der Lunge.

Seitenstechen: Wer aufrecht und aufgespannt läuft, aktiviert die gesamte Rumpfmuskulatur und ist vor Seitenstechen geschützt. Das Zwerchfell und die Organe haben genügend Raum, sich auszudehnen und kommen sich nicht in die Quere. Die Bauchmuskeln sind vernetzt ungedehnt und werden mittrainiert.

Was tun, wenn ...

Laufen mit Tigerfeeling hilft bei vielen Deformationen der Gelenke und der Wirbelsäule, die alle als »natürlich« angesehen werden – einfach, weil so viele daran leiden. Die folgende Aufzählung liefert einen Überblick über die häufigsten Beschwerden am Bewegungsapparat und darüber, was das in diesem Buch beschriebene Training ausrichten kann.

FÜSSE

- Arthrose an den Füßen
- Fersensporn
- Senkfuß, Spreizfuß, Plattfuß, Hohlrist
- Hallux valgus, varus, rigidus

Belastungsarthrosen regenerieren sich, sofern keine genetische Anomalie und keine Wachstumsstörung vorliegen.

Die Füße bestehen in der Regel aus 26 Knochen (es können auch mal zwei mehr oder weniger sein). Sie werden durch die Ausrichtung des Skelettes und die Aktivierung der gesamten skeletthaltenden Muskulatur vom Gewicht des Körpers entlastet beim Stehen und beim Gehen.

Alle Muskel- und Sehnenstrukturen des Fußes werden gekräftigt und beweglich trainiert, auch und vor allem das Längsgewölbe und das Quergewölbe. Durch die muskuläre Aufpolsterung der Fußsohle werden auch die Zehengrundgelenke entlastet und gestärkt.

Die Fuß- und Sprunggelenke werden durch die gegenläufige Rückwärtsrotation beim Gehen oder Laufen nicht mehr ineinander geschoben, sondern im Gegenteil auseinander gezogen. Die winzigen Gelenkspalte öffnen sich, die Sprunggelenke finden wieder zu ihrer ursprünglichen Beweglichkeit. Außerdem wird das Sprunggelenk durch die umliegenden Muskeln besser gestützt und geschützt.

Hallux valgus und varus reagieren extrem schnell und gründlich auf die Fußübungen und die Entlastung der Füße durch die Fliehkraftbewegungen. Der Erfolg bei Hallux rigidus ist schwierig zu diagnostizieren, da bei dieser Fußdeformation Gelenke der Großzehe versteifen.

KNIEGELENKE

- Arthrose in den Knien
- Meniskusprobleme
- geschädigte Kreuzbänder
- Verschiebung der Kniescheibe (Patella)

Laufen mit Tigerfeeling optimiert die Beinachse, korrigiert auf natürliche, aktive und daher nachhaltige Weise Fehlstellungen der Beine: O-Beine, X-Beine, Kombination O-X-Beine. Das entlastet das Scharniergelenk Knie, Oberschenkel und Unterschenkel stehen wieder senkrecht und natürlich übereinander, die Belastung, die durch die Fehlstellung für das Knie entsteht, wird behoben.

Durch den Einsatz der Beckenbodenmuskulatur wird die gesamte skeletthaltende Muskulatur des Oberschenkels vernetzt aktiviert und gestärkt, sie zieht die Kniescheibe und den Oberschenkel permanent leicht nach oben und vergrößert so den Gelenkspalt.

Das führt sofort zu einer Druckentlastung der Menisken. Verkürzungen des Musculus Rectus femoris, der das Kniegelenk bei einseitigem Gebrauch im Schraubstock hält, werden behoben.

Die gegenläufige Rückwärtsrotation der Knie beim Gehen oder Laufen schafft bei jedem Schritt mehr Abstand zwischen Unter- und Oberschenkel, die Gelenkschmiere wird in den Zwischenräumen besser verteilt.

Die Stabilisierung des Beines in der anatomisch optimalen Achse und die Kräftigung der skeletthaltenden Tiefenmuskulatur schützt auch das Knie vor Fehltritten und Verletzungen.

BEINACHSE, HÜFTGELENKE

- Arthrose der Hüftgelenke (Femurkopf, Femurpfanne)
- Dysplasie der Hüftgelenke
- Einwärtsrotation der Hüftgelenke
- O-Beinstellung, X-Beinstellung

Hüftgelenkarthrosen aller Art reagieren sofort und positiv auf die neue Gangart: Durch die Aufrichtung des Beckens am Stamm liegt der Kopf des Oberschenkels frei in der Pfanne. Der Einsatz der Beckenbodenmuskulatur hält die untere Öffnung des knöchernen Beckens schmal und kontrolliert die anatomisch richtige Außenrotation der Oberschenkelmuskulatur. Der ideale Hebel und die strenge Trennung von Becken und Oberschenkel verhindern, dass der Gelenkkopf in der Gelenkpfanne ansteht. Durch die gegenläufige Rückwärtsrotation wird das Hüftgelenk bei jedem Schritt geöffnet, der Gelenkspalt vergrößert. So ist das Gelenk geschützt, die Gelenkschmiere kann frei zirkulieren.

Eine erworbene Einwärtsrotation der Hüftgelenke kann schnell und nachhaltig korrigiert werden. Bei angeborener Dysplasie hilft das Aufrichten des Beckens, der Einsatz der Beckenbodenmuskulatur und der damit vernetzten Hüftmuskulatur, den Schaden zu begrenzen. Die Gelenke werden entlastet, die Beweglichkeit wird gesteigert, Schmerzlinderung ist möglich. Im Zweifelsfall besprechen Sie sich mit Ihrem Arzt.

BECKENSTAND, KREUZBEINGELENKE, FACETTENGELENKE KREUZBEIN/LENDENWIRBEL

- Beckenschiefstand
- Beckenverengung
- Organsenkungen
- Leistenbruch (Hernie)
- Organvorfall (Prolaps)

Beckenschiefstand lässt sich leicht und nachhaltig korrigieren: Die Beckenhälften werden am Stamm ausgerichtet und mobilisiert, bis sie bewusst parallel gehalten werden können. Die verkürzten Sehnen, Bänder, Muskeln werden gedehnt und gekräftigt, damit sie das Becken wieder gerade halten können. In den meisten Fällen ist damit auch die häufig beobachtbare »Verkürzung des Beines« behoben (ausgenommen sind echte, angeborene Anomalien, Verkürzungen nach Krankheiten, etwa als Folge einer Kinderlähmung, Verkürzungen/Versteifungen nach Unfällen und/oder Operationen).

Das Becken wird zum »Doppelbecken«, dessen Hälften sich unabhängig voneinander wechselseitig bei jedem Schritt in der anatomisch richtigen Vertikal-rückwärts-Bewegung bewegen. Diese Beweglichkeit mit elastischer Muskelkraft hält das Becken im Alltag gleichmäßig und gesund.

Ist die Beckenbodenmuskulatur erschlafft, so weitet sich das knöcherne Becken am unteren Rand und wird als Folge davon am oberen enger. Die Organe des Unterleibs werden geschwächt und nach unten geschoben. Die Vernetzung der Muskulatur des Powerbeckens macht die Deformation des Beckens rückgängig, die Organe liegen wieder geschützt im Becken. Durch die 24-Stunden-Massage im Powerbecken von allen Seiten erholen sich die Unterleibsorgane – naturgemäß vor allem bei Frauen. Männer mit starkem, aktivem Levator Ani erleiden viel weniger häufig Leistenbrüche.

Es gibt außerdem Grund zur Annahme, dass der konsequente und vernetzte Einsatz der großflächigen Schichten des Beckenbodens Männer auch vor Prostatavergrößerung schützen kann (siehe Beckenbodentraining mit Tigerfeeling).

WIRBELSÄULE

- Wirbelsäulenverkrümmung (Skoliose)
- Rundrücken (Kyphose), Hohlrücken (Lordose)
- Flachrücken, Scheuermann'sche Krankheit
- Gleitwirbel
- Bandscheibenvorfälle (Hernien)
- Osteoporose
- Ischiassyndrom, Hexenschuss
- Beschwerden mit Steißbein und Kreuzbeingelenken
- Schleudertrauma

Bei leichter bis mittelschwerer Wirbelsäulenverkrümmung (40 bis 60 Grad) bringt die CANTIENICA®-Methode Entlastung. Wer sehr sorgfältig mit der Methode arbeitet und die neue Haltung konsequent in den Alltag übernimmt, kann eine teilweise bis komplette Begradigung und damit Freiheit von Beschwerden erreichen.

Bei schwerer Skoliose bis 80 Grad plus Torsion: Eine Linderung der Schmerzen ist möglich, die weitere Krümmung wird auf diese Weise gestoppt. Eine Begradigung ist nicht möglich, da auch die Rippen, das Brustbein, die Schlüsselbeine deformiert sind.

Der Rundrücken kann durch die Aufspannung der Wirbelsäule und die anatomisch richtige Positionierung der Schultern vollkommen begradigt werden. Wichtig ist, dass die verkürzten Muskelstrukturen am Brustkorb, am Hals, zwischen den Rippen sorgfältig und behutsam gedehnt werden.

Das Hohlkreuz wird durch die Aufrichtung des Beckens und die Dehnung der verkürzten Muskeln im Kreuz gelindert, durch Aufspannung der ganzen Wirbelsäule wird es korrigiert – und zwar ohne die so häufig zu beobachtende Überkompensation, die durch unsinniges Kippen des Beckens aus dem Hohlkreuz einen mindestens so schädlichen Flachrücken macht!

Flachrücken: Durch die anatomisch richtige Aufrichtung des Beckens nimmt der untere Rücken mit den Lendenwirbeln wieder die optimale Form an. Die Wirbelsäule wird von der genialen autochthonen Muskulatur stabil gehalten.

Die Aufrichtung des Beckens, die Dehnung der Lendenwirbel mit gleichzeitiger muskulärer Stabilisierung behebt alle Steißbein-, Iliosakralgelenk- und Ischiassyndrome, die durch falsche Haltung verursacht werden. Durch die konsequente Aufspannung der Wirbelsäule im Alltag bei allen Tätigkeiten und in jeder Bewegung werden die autochthonen Muskeln gleichzeitig gedehnt und gekräftigt. Die Wirbelsäule sitzt in einem elastischen, straffen und starken Muskelkorsett, Gleitwirbel werden stabilisiert, Scheuermann-Wirbel werden beweglich.

Zwischen den einzelnen Wirbeln entsteht durch die Aufspannung mehr Raum, und zwar gleichmäßig. Bandscheiben werden nicht mehr gequetscht, Vorfälle können regenerieren und wiederholen sich nicht. Die Wirbel stoßen nicht aneinander, was eine große Entlastung bei Osteoporose bedeutet.

Die Wirbelsäule wird an der Spitze des Steißbeins neu verankert und bis zum Atlas geschmeidig und von den dazu bestimmten Muskeln optimal geschützt, die tief liegende Halsmuskulatur wird gekräftigt, die Muskulatur, die den Schädel trägt, wird ebenfalls konsequent gestärkt, das bedeutet Erleichterung und/oder in sehr vielen Fällen auch die Heilung von Schleudertrauma.

SCHULTERGELENKE, OBERARMKUGEL, ARME, HANDGELENKE

- Arthrose in den Schultern
- Verspannungen im Schulterbereich
- Tennisarm, Frozen Shoulder, Morbus Sudeck an der Schulter
- Karpaltunnelsyndrom

»Die Schultern« sind für viele Menschen weiße Flecken in der eigenen Körperwahrnehmung: Sie spüren nicht mehr, was sie mit den Armen und den Schultern gewohnheitsmäßig anstellen. Entsprechend anspruchsvoll ist es, die Wahrnehmung für die Schultern zu wecken. Für eine beschwerdefreie Bewegung ist es notwendig, »die Schulter« getrennt als Oberarm, Schulterdach, Schlüsselbein wahrzunehmen.

Arthrose in den Schultern kommt immer von der Haltung: Wer chronisch die Schultern hochzieht, zieht in Wahrheit den Oberarm ins Schulterdach. Dann gibt es keinen schützenden Gelenkspalt mehr, Schulterdach und Oberarmkugel reiben aneinander, Knorpel und Knochen werden zerstört.

In der CANTIENICA®-Methode wird der Brustkorb wie das Becken optimal am Stamm aufgerichtet. Die Oberarmkugeln werden aus dem Schulterdach gelöst, die Arme werden so gekräftigt, dass sie sich selber tragen und nicht die Kraft aus den Schultern und dem oberen Rücken abziehen müssen. So befreit, kann die Schulter ideal positioniert werden: die Oberarmkugeln nach außen unten, mit flach anliegenden Schulterblättern, breit am oberen Rand, schmal an der Basis des Trapezius.

Diese anatomisch gute Ausrichtung des Brustkorbs und der Schultern legt auch die Nervenbahnen frei. So mancher chronische Tennisarm erlebte auf diese Weise schon eine »Spontanheilung«.

Genauso das Karpaltunnelsyndrom: Die Schädigung des Nervus Medianus scheint ihren Ursprung in den Schultern zu haben, nicht im Handgelenk.

Frozen Shoulder und Morbus Sudeck lassen sich in den meisten Fällen recht zügig durch eine »Gleichmachung« der Muskeln an der Körpervorder- und der -hinterseite auflösen. Die Schmerzfreiheit hält selbstverständlich nur so lange, wie die gute Haltung durch entsprechendes und konsequentes Training behalten wird. Fällt der Körper in die alte Fehlhaltung zurück, kommen auch die Schmerzen wieder.

KOPFGELENKE, KOPFHALTUNG

- Spannungskopfschmerzen

Zur Aufspannung der Wirbelsäule gehört auch die Ausrichtung des Kopfes in der idealen Haltung. Er ist mit wunderbaren Muskeln ausgestattet, um sich selbst zu tragen. Drückt der Kopf nicht auf die Halswirbelsäule und entsprechend auf die dort verlaufenden Nerven, so können sich Spannungskopfschmerzen, die hier ihren Ursprung haben, nicht mehr einstellen.

AUFSPANNUNG

- Seitenstechen

Es gibt viele Theorien zum Seitenstechen. Meine Beobachtung: Wer aufgespannt läuft, bekommt kein Seitenstechen, das Zwerchfell und die Organe haben genügend Platz. Auch »saures Aufstoßen« und Reflux verschwinden oft, sobald der Oberkörper aufgespannt ist: Diese Aufspannung zieht auch die Speiseröhre wieder straff, die Zwerchfellschleife »schneidet« sie nicht mehr ab.

Checkliste mit Merksätzen für das Leichtlaufen

Nehmen Sie sich immer nur einen Merksatz auf einmal vor, nicht alle zusammen. Denken Sie ihn, bis Sie ihn im Körper umgesetzt haben. Nehmen Sie wahr, was sich verändert. Dann erst den nächsten Merksatz hinzunehmen.

WICHTIG:

- Die Gangart bleibt immer gleich, egal ob in der Ebene, bergauf oder bergab: immer aufrecht, im rechten Winkel zum Gelände, aufgespannt und mit integriertem Levator Ani.

DIE MERKSÄTZE – IN DER REIHENFOLGE IHRER WICHTIGKEIT

- Steißbein gerade ausrichten, Kronenpunkt nach oben dehnen.
- Auf der Fersenmitte landen und dann das Großzehengrundgelenk zum Boden bringen.
- Bauchnabel zum Kinn und zum Schambein dehnen Schultern weit und entspannt halten.
- Beim Verlassen des Bodens kraftvoll mit den Zehen abstoßen. Der Oberkörper bleibt über den Beinen.
- Die hintere Ferse möglichst lange am Boden lassen. Kleine Schritte machen.
- Kopf hoch, Blick geradeaus, voraus schauen Der Körper bleibt lang und aufgespannt.

Das ist Ihre Laufnatur

In unserer »schwerkrafthörigen« Zeit ging die Erkenntnis verloren, dass die Schwerkraft auch für die Fliehkraft zuständig ist. CANTIENICA® Körper in Evolution nutzt die Fliehkraft für die Fortbewegung. Einfach gesagt: Wir gehen vom Boden weg statt in den Boden hinein. Das schont auf natürliche Weise die Gelenke des menschlichen Körpers, die Gelenkspalte werden geöffnet und vergrößert, und sie können während jeder Schrittphase offen bleiben. Verantwortlich dafür ist eine bewegungsfreundliche Haltung mit präziser Ausrichtung aller Knochen und Gelenke. An dieser »neutralen Knochenordnung« sind alle skeletthaltenden Muskeln beteiligt.

Entsprechend wichtig ist es, die Skelettmuskeln in allen Feinheiten zu trainieren, zu kräftigen und in Aktionsbereitschaft zu bringen. Die skeletthaltende Tiefenmuskulatur wird so trainiert, dass sie in jeder Schrittphase aktiv ist. Durch konsequente Aufspannung der Wirbelsäule fühlt sich der Mensch beim Gehen nicht nur subjektiv leichter, er tritt auch messbar leichter auf. Die Gelenke werden nicht mehr bei jedem Schritt verengt, sondern auseinander gezogen werden. Die gelenkgerechte Geh- und Laufbewegung lässt sich im Baukastensystem erarbeiten – mit Übungen, die Sie sofort in den Alltag einbauen können. Menschen mit Beschwerden am Bewegungsapparat – Arthrosen, Haltungsschäden, Deformationen der Füße oder Knie, Beckenschiefstand, ISG-Syndrom, Ischias, Hexenschuss, Schulterschmerzen – werden in kurzer Zeit schmerzfrei und lernen den neuen Gebrauch des Körpers schnell und nachhaltig.

Statt sich in der Schwerkraft mühselig nach vorne zu werfen, kann der aufgespannte Körper in jedem der großen Gelenke eine gegenläufige rotationsähnliche Rückwärtsbewegung auslösen, die sich in die anderen Gelenke fortsetzt. Diese Rückwärtsrotation geht von der Erde weg, mit dem Effekt, dass beim Auftreten sich die Gelenke öffnen, die Gelenkspalte vergrößern.

Das Zentrum dieser gegenläufigen »Fliehkraft-Rotation« sind die so genannten Kreuzbeingelenke zwischen Kreuzbein und Beckenschaufel – sehr bewegliche, großflächige, geschmeidige »Wackelgelenke«, die von straffen, kräftigen Bändern gehalten werden. Das ermöglicht die vertikale »In-sich-Rotation« der einzelnen Beckenhälften erst. Die Symphyse, ein bandscheibenartiger Puffer in der Mitte des Schambeins, unterstützt diese Fähigkeit des Beckens, macht es zu einem flexiblen, plastischen »Doppelbecken«.

Die gelenkfreundliche Kettenreaktion

Zeichnen die Kreuzbeingelenke beim Gehen diese Rückwärtsviertelkreise (nach hinten, weg vom Gelenk), bewegt sich die Beckenseite vom Oberschenkelkopf weg, der Oberschenkel kann sich leicht und ohne Reibung in der Hüftgelenkspfanne anheben. Ebenso können sich Lendenwirbel, Kreuzbein und Steißbein bei jedem Schritt ausdehnen. Die Kettenreaktion führt den Bewegungsimpuls, der aus der gegenläufigen Rotation des Doppelbeckens entsteht, zum Steißbein, über das Kreuzbein und die Lendenwirbel entlang nach oben und löst auf der Höhe des sechsten und siebten Brustwirbelkörpers überkreuz die entsprechende Rotation in den Schultergelenken aus. Die Schultergelenke wiederum versetzen die Ellbogen und die Handgelenke in die gegenseitige Rückwärtsrotation.

Die obere Brustwirbelsäule leitet den Schwung weiter durch die Halswirbelsäule, der Schädel wiederum macht klitzekleine Rotationsbewegungen auf dem Atlas. Das Kopfgelenk bewegt sich also im Prinzip synchron mit dem gleichseitigen Kreuzbeingelenk. »Im Prinzip« sage ich deshalb, weil das Kopfgelenk so mobil ist, dass es am aufgespannten Körper alles ausgleichen kann, was auszugleichen ist: So, wie das Kreuzbeingelenk am Becken alles, was sich an Unebenheiten des Terrains oder der Körperbewegung ausgleichen lässt, vertikal ausgleicht, so kann das Kopfgelenk auf dem Atlas die Gehbewegung horizontal harmonisieren, mit Rotationen zu den Seiten, nach vorne, nach hinten, diagonal.

Die Schwingung setzt sich im Schädel noch einmal überkreuz fort: zu den Kiefergelenken.

Vom Epizentrum Becken aus nach unten verhält es sich anders. Für den Schritt nach vorne braucht es das ganze Bein, und so läuft der Bewegungsimpuls immer vertikal der Beinachse entlang durch die Beingelenke (und Nerven) ein und desselben Beins, also niemals überkreuz: Kreuzbeingelenk, Hüftgelenk, Knie, Sprunggelenk. Sobald der Körper dieses natürliche Muster automatisiert hat, spüren Sie auch die Zehengrundgelenke ultrazart mitrotieren.

Umgekehrt gilt dasselbe: Das Sprunggelenk leitet zum darüber stehenden Kniegelenk, das Kniegelenk leitet zum Hüftgelenk, das Hüftgelenk zum Kreuzbein.

Bewegung beginnt überall

Es ist egal, ob Sie die Rückwärtsrotation im Sprunggelenk auslösen oder direkt im Kreuzbeingelenk, sie setzt sich »automatisch« in alle anderen Gelenke fort – vorausgesetzt, die Rotation verläuft in und mit der Fliehkraft, also vom Boden weg nach oben, zum Kopf hin.

Damit der Körper diese Fliehkraft ausnutzen kann,

- müssen die Füße perfekt im individuellen V ausgerichtet sein, muss die Beinachse optimal ausgerichtet sein,
- muss das Becken am Stamm aufgerichtet sein,
- muss die Wirbelsäule aufgespannt sein,
- muss der Brustkorb am Stamm aufgerichtet sein,
- muss der Kopf leicht und aufgespannt auf dem Atlas thronen.

Umgekehrt formuliert: Die fliehkräftige Kettenreaktion der Gelenke wird behindert durch:

- Senkfuß, Spreizfuß, Plattfuß
- O-Beine, X-Beine
- schief stehendes Becken, nach vorne gekipptes Becken, nach hinten gekipptes Becken
- Hohlkreuz, Flachrücken, Rundrücken
- deformierte Halswirbelsäule
- hochgezogene Schultern, nach vorne gezogene Schultern, eingesunkene Schultern

Bevor die gelenkfreundliche und naturgegebene Gangart zurück in den Körper findet, muss er neu ausgerichtet und aufgerichtet werden. Die anatomisch richtigen Rotationen der Gelenke unterstützen die Ausrichtung der Beinachse, des Beckens, die Aufspannung der Wirbelsäule und die Befreiung der Schultern sehr. Und umgekehrt: Der Körper erkennt das Muster als richtig und unterstützt es.

Ich habe bis jetzt mit keinem Menschen gearbeitet, der die »Rückwärtsrotation« nicht umsetzen konnte, selbst wenn der Kopf dagegen rebellierte, es kompliziert oder umständlich fand: Das Sprunggelenk oder das Knie erkannten das vergessene Muster wieder und rotierten munter drauf los. Und sobald ein Gelenk am Bein richtig rotiert, setzt sich immer auch das Becken in die gegenläufige Rotationsbewegung.

Endlich die Haltung gefunden

»Ich habe schon einige verschiedene Sachen ausprobiert: Pilates, Yoga, tägliches Fahrradfahren, Fitnessstudios, Joggen, aber nichts hatte den Effekt, den CANTIENICA®-Übungen schon nach so kurzer Zeit haben. Beim CANTIENICA®-Training merke ich ganz klare positive körperliche Veränderungen: Zum ersten Mal in meinem Leben habe ich das, was man ›Haltung‹ nennt. Ich war praktisch immer auf der Suche nach meiner Haltung, dachte, naja, ich habe die richtige halt nicht und kann auch nichts dagegen oder dafür tun. Ich wusste einfach auch nicht, welche die richtige ist. Jetzt habe ich ein Gespür dafür, die Aufspannung ist omnipräsent, ich spüre es sehr schnell, wenn sie fehlt, und sobald ich mich wieder aufspanne, spüre ich sofort ein Gefühl von Leichtigkeit. Meine Gesichtsmuskeln entspannen sich, ich spüre praktisch, wie sich meine Ausstrahlung augenblicklich zum Positiven verändert. Ich bin glücklich darüber, grinse vor mich hin und die Sonne geht auf.

Auch mein Gewicht hat sich verändert, ich bin leichter geworden. Der Babyspeck von den zwei Schwangerschaften ist weg. Meinen Bauch, meinen Körper finde ich jetzt schöner, schlanker, eleganter als jemals zuvor. Mein Selbstbewusstsein ist stärker geworden, ich bin meiner Mitte näher gekommen, ich ruhe mehr in mir.

Wenn ich mich einmal falsch bewege, einen Anflug von Rückenschmerzen bekomme, dann konzentriere ich mich noch bewusster auf das, was ich im CANTIENICA®-Kurs gelernt habe. Die Schmerzen werden dann weniger, und spätestens am nächsten Tag sind sie vorbei.

Mein Körper ist sicher noch nicht perfekt, ich kann mich noch steigern, aber das ist ja gerade das Großartige; denn obwohl ich es nicht schaffe, häufig zu Hause zu üben und vielleicht auch noch nicht alles 100 Prozent kapiert habe – ich merke schon jetzt, wie gut es mir tut. Die CANTIENICA®-Methode ist für mich das einzig Wahre in Sachen ›Sport‹. Also, wie genial wird es noch werden? Ich freue mich darauf!«

E. K., Berlin, 33

Hoch lebe das Zipperlein!

»Im März 2011 litt ich unter starken Schmerzen im linken Knie und Unterschenkel. Nach jeden 100 Metern Gehen brauchte ich eine Pause, um das Bein zu schütteln, damit der Schmerz nachließ. Im Bus konnte ich nur stehen, nicht sitzen. Aus dem Auto aussteigen oder vom PC aufstehen: qualvoll! Bis Juni war ich in Behandlung bei Orthopäden. Dann erzählte mir eine Freundin von Benita Cantieni und zeigte mir einige CANTIENICA®-Übungen. Mein Körper sagte: Ja, das brauche ich! Ich entdeckte Birgit Schroeder in München und nehme seither an ihren Übungsstunden teil.

Sie hilft mir mit ihrem aufmerksamen, sparsamen, gezielten, einfühlsamen, maßgeschneiderten Coaching. Mein Körper versteht diese bilderreiche und fröhliche Sprache viel schneller als mein Verstand. Bei fast allen Übungen habe ich zwar Schmerzen, aber genau die geben mir deutliche Signale: Aha, da, ja, mach weiter! Mach mehr, nicht nur einmal die Woche! Ich kaufte zusätzlich die Audio-CD ›Energie, Anmut, Tigerfeeling – all inclusive‹ von Benita Cantieni und probierte: Oh, so viele Anweisungen, wie soll man denn an alles denken? Durch die bisherigen Körpererfahrungen ist das Vertrauen entstanden, den Körper einfach machen zu lassen, der versteht das schon. Ich trainiere jeden Tag mit der Audio-CD, mal alle Sets, mal eines, je nachdem wie ich mich fühle. Es fasziniert mich zu trainieren. Mein Körper ist begeistert. Mein Knie bedankt sich, es wird sprunghaft (!) besser – nicht zu fassen.

Nach dem Trainieren bin ich immer enorm gut gelaunt! Ich bin zwar nicht sicher, ob ich die Übungen alle richtig mache, aber ich vertraue: Es ist, als ob mein Körper sagt: ›So bin ich geboren, endlich erlaubst du mir, mich so zu bewegen, wie ich bin.‹ Heute gehe ich alle Treppen rauf und runter. Es geht gut. Noch vor kurzem konnte ich nicht daran denken, die Treppe zu nehmen, da kriegte ich es nur mit der Angst. Und jetzt das!

Zentral für meinen Heilungsprozess ist das CANTIENICA®-Beckenbodentraining. Ich kann spüren: Wenn mein Beckenboden stark wird, komme ich immer mehr in mein körperliches Gleichgewicht und die darin verborgene Kraft. Das macht mich glücklich. Dabei bin ich Neuling, ich fange ja erst gerade an! Es lebe mein Zipperlein! Ohne das wäre ich vielleicht nie auf Benitas Arbeit gestoßen. Liebe Grüße und sehr herzlichen Dank an Benita und an Birgit.«

Irmtraud, München, 67

Der Fersensporn, der keiner war

»Ich wurde drei Jahre lang auf Fersensporn hin behandelt. Homöopathische Mittel und Einlagen brachten kurzzeitig Erleichterung, aber Gehen ohne Einlagen war wegen Schmerzen nicht möglich.

Dann folgten andere Einlagen, der Fuß wurde geröntgt und ein MRT gemacht. Dabei stellte sich heraus: kein Fersensporn, wobei man nicht weiß, ob er durch die Einlagen verschwunden ist. Tatsache war, die Schmerzen blieben. Dann folgte eine Behandlung mit Spritzen, was zur Verschlimmerung der Schmerzen beitrug, bis ich nach drei Jahren zur CANTIENICA®-Methode kam. Nach der zweiten Einzelstunde spazierte ich ohne Einlagen und ohne Schmerz aus der Praxis. Denn schlussendlich sind die Schmerzen durch eine Fehlhaltung und damit Überbelastung einer Sehne entstanden.«

Nadja K., Saarbrücken, 45

Vom Hauruck zum »how zart«

»Ich war Mitte 30, hatte keine Kinder geboren und keinerlei Beschwerden. Im Gegenteil: Ich fühlte mich 100 Prozent fit und stark, ging zwei- bis dreimal die Woche walken und zwei- bis dreimal die Woche ins Fitnessstudio, wo ich mit Vorliebe an den »Pump-Kursen« (Kraft-Ausdauer-Training mit Langhanteln zu Musik) teilnahm und mich freute, wenn ich mehr Gewicht auf die Langhanteln laden konnte als die meisten anderen. Ich war stolz auf meine kräftigen Arm- und Schultermuskeln.

Ich las zufällig ein Buch über das CANTIENICA®-Training und wurde neugierig. Was da stand, klang so anders als alles, was ich jemals zum Thema Sport und Bewegung gehört oder gelesen hatte. Geradezu revolutionär. Aber auch absolut logisch und nachvollziehbar. Ich suchte mir also das nächstgelegene CANTIENICA®-Studio, um mehr darüber zu erfahren.

Lange begriff ich nicht, was beim und durch das CANTIENICA®-Training eigentlich genau passierte mit mir und meinem Körper. Ich spürte nur instinktiv: Es war gut und richtig! Gaaaanz langsam begannen sich mein Körper und vor allem mein Körperbewusstsein, meine Körperwahrnehmung zu verändern. Ich würde fast sagen: Mein Körperbewusstsein begann langsam überhaupt erst zu existieren.

Ich lernte wahrzunehmen, wo sich meine Knochen genau befanden, während meine Muskeln arbeiteten. Die tiefen Muskeln wohlgemerkt. Eine völlig neue Erfahrung: Die verpackende Außenmuskulatur butterweich, während tief in meinem Körper drin Muskeln aktiv sind und eine bis dahin ungekannte Kernstabilität geben. Ich lernte wahrzunehmen, wie sich die Knochen zueinander verhielten und sich gegenseitig beeinflussten. Wie ich gezielt bestimmte Muskeln aktivieren konnte – tief drinnen im Körper –, während der Rest des Körpers völlig entspannt blieb. Über die Jahre hinweg habe ich mir so – anders kann ich es nicht ausdrücken – meinen Körper erschlossen.

Auch wenn dieser wunderbare Prozess immer noch andauert, so kann ich doch sagen: Ich kann meinen Körper nun als sinnvolle Einheit spüren und gebrauchen und bin gleichzeitig in der Lage, seine Einzelteile wahrzunehmen und deren Position zu verändern; ich kann einzelne Knochen wieder dorthin bewegen, wo sie hingehören, kann Gelenkspalte öffnen, Wirbeln bewusst Platz verschaffen. Fantastisch.

Ich habe mich, seit ich das CANTIENICA®-Training kennengelernt habe, von einem Menschen ohne Körperspannung, ohne Körperbewusstsein, mit permanent gekipptem Becken, Rundrücken und eingefallenem Brustkorb in einen aufrechten Menschen verwandelt, der sehr subtil und effektiv mit seinem Körper umgehen kann und dessen Rundrücken (fast) verschwunden ist. Ich trage mein Becken heute aufrecht und erfreue mich jeden Tag an meinem wohlgeformten Po, für den ich übrigens nun – mit 43 Jahren – auch Komplimente einheimse.

Dieser Prozess war und ist prägend für mich und es macht mich glücklich, als CANTIENICA®-Instruktorin inzwischen auch andere Menschen an diesem Körperwissen teilhaben lassen zu können.«

Nataly Leufgen, 43 CANTIENICA®-Instruktorin in Kaarst und Düsseldorf

Der lange Weg zum Kreuzgang

»Als Heilpraktikerin eignete ich mir deswegen so viele Methoden an, weil der Mensch immer heiler werden möchte, in erster Linie aber ging es mir um mich selber: Yoga, Ismakogie, Feldenkrais, manuelle Techniken – alle verhelfen zu mehr Körperbewusstsein. Ergänzt mit mentalen, emotionalen und energetischen Behandlungen merkte ich schön langsam, was zum Menschsein alles dazugehört.

Ich hatte meine Praxis im Frauenzentrum eingemietet und wurde neugierig, was da nebenan passiert. Warum sind diese jungen Frauen so gut aufgelegt, wenn sie aus diesem Kurs herauskommen? ›Beckenbodentraining‹, hieß es. Aber das braucht frau doch nur bei Inkontinenz, dachte ich. Da stimmt doch was nicht, ich möchte wissen, was die in dem Kurs machen. Ein Vormittagskurs und fünf weitere folgten. Die Hebamme hat mich mit der CANTIENICA®-Methode infiziert. Da passiert etwas mit meinem Körper, das habe ich vorher noch nie erlebt. Es streckt mich, es verändert mich, es gibt mir ein anderes Auftreten. Mich grüßen Leute, die mich gar nicht kennen. Die Hebamme ging in Karenz, erteilte keine Kurse mehr, was nun? Mich selber ausbilden lassen? Ja, das wird's! Einmal CANTIENICA®-Methode, immer CANTIENICA®-Methode.

Mit drei Kindern, Garten, Hausbau, eigener Praxis blieb keine Zeit zum Joggen, abgesehen davon: Wer weiß, wie lange die Blase beim Laufen durchhält? Der Befund der Senkungsstadien meiner Blase, Scheide, Gebärmutter war nicht erbaulich. Ich antwortete meiner Gynäkologin: ›Lassen sie mich erst die Ausbildung machen, und dann kann ich immer noch auf ihr Biofeedback-Training zurückgreifen.‹ Nach den drei Monaten Intensivtraining, Vorbereitung und Ausbildung gab's nichts mehr zu beheben. Der Senkungsstatus hat sich sozusagen aufgehoben. Ich schwebte förmlich aus der Praxis meiner Gynäkologin. Ich beschloss, jetzt soll dies Heil allen mir erreichbaren Frauen im Umfeld zuteilwerden. Mit meinem Motto »Einmal CANTIENICA® immer CANTIENICA®‹ startete ich so richtig durch.

Ich absolvierte nach und nach alle Bausteine der CANTIENICA®-Methode. Jeder veränderte mich und meine Sicht auf die Körperwelt. Schließlich kam CANTIENICA®-go! an die Reihe. Beinachsen? Wo sind die? Wie sollen die sich winden? Die Füße sind so weit weg! Herauswinden aus meinen Verwindungen. Da gibt es einiges zu überwinden bei mir ... Ich trug Gipsschalen vom 3. Monat bis zu einem Jahr. Gut gemeint von Mutter und Ärzten, aus dem Kind soll ja keine hinkende Frau (auf gut österreichisch ›Hadschate‹) werden. Die Pofalten sind links und rechts nicht ganz gleich. Das könnte ein Schönheitsfehler werden. Ich muss von Glück sagen, dass die Gipsschüsselzeit nicht zum seelischen Defekt geführt hat, doch wer weiß. Seit der go!-Ausbildung bei Benita Cantieni bröselt förmlich der Gips von meinen Hüften. Meine Beine und Füße transformieren sich in ihr natürliches Standbild und Gehvermögen, raus aus dem watschelnden Passgang in einen rotierenden Kreuzgang. Das waren befreiende körperliche Aha-Erlebnisse. An diesem Beinachsen-Projekt arbeite ich weiter und weiter … Einmal CANTIENICA®, immer CANTIENICA®.

Wenn die Prozesse, wieder ein aufrechter Mensch zu werden – mit allem, was da an Fähigkeiten dazugehört – einmal in Gang gebracht sind, dann heißt es nur noch sich darauf einlassen und du erlebst deine alltäglichen Wunder. Es gibt Phasen, da braucht es Überwindung, bis man den Dreh heraus hat. Ab dann wird alles wieder leichter!«

S. L, 58, Scharnstein AT

Auch für Leistungssportler

»Ich würde das Training jedem Leistungssportler empfehlen. Es ist die beste Grundlage für mehr Leistung und beugt wegen des optimalen, anatomisch richtigen Gebrauchs der Muskeln und Gelenke jeglichen Verletzungen vor.«

P. P., 41 Jahre, Villingen-Schwenningen,

Als Yogini mit CANTIENICA®-Training gewachsen

»In meinen Kursen spreche ich stets von einem Leben vor und einem Leben nach/mit CANTIENICA®-Training.

Dieses Jahr bin ich 65 Jahre alt geworden, ich hatte 23 Jahre Familienpflichten mit drei Töchtern wahrgenommen. Mit rund 30 Jahren besuchte ich Meditations- und Yogakurse und die beiden Themen ließen mich nicht mehr los. Ich absolvierte im In- und Ausland Kurse, unterrichtete selber, entschied mich aber erst mit 53 Jahren, eine intensive Yoga-Ausbildung zu machen. 2003 schloss ich mit dem Diplom des

Schweizer Yogaverbandes ab. Überzeugt, nun sehr viel Erfahrung gesammelt und die beste und aktuellste Ausbildung zu haben, startete ich meine Yogaschule – und lernte Andrea Nauer kennen. Ihre Haltung, ihre Aufspannung faszinierte mich. Nach ein paar Einzelstunden war mir klar, ich musste mehr über diese Körperarbeit wissen. Im Februar 2005 absolvierte ich die CANTIENICA®-Ausbildung und begann, das Gedankengut in meine Meditation und die Yogastunden einfließen zu lassen. CANTIENICA®-Coaching, -Faceforming und -go! bereichern heute mein spannendes Leben auf abenteuerlichen Reisen, beim Schwimmen, Skifahren, Tanzen, im Kopfstand …

Ich war schon immer bewegungsfreudig, doch seit ich bewusst die Tiefenmuskulatur einsetze, habe ich Quantensprünge gemacht. Mein Gang ist aufrechter, meine Kopfhaltung ist entschlossener, meine Ausstrahlung ist schöner – und ich bin nicht mehr einsdreiundsechzig, sondern einssechsundsechzig groß.

Mein Tag beginnt früh, denn die Reinigungsübungen des Hatha Yoga sind mir wichtig. Bereits im Bett verlängere ich meine gestreckten Beine und aktiviere meine Pomuskulatur. Im Badezimmer während den Salzwasserspülungen erfolgt das Rückenaufspannen, sodass ich beim Verlassen des Raumes im Türrahmen den Handstand gerne mache. Dank der CANTIENICA®-Methode ist der anschließende Kopfstand keine Belastung für die Halswirbel, denn das Gewicht ruht nicht auf dem Kopf, wenn der Körper aufgespannt ist. Im Freien, stehend, sind dann meine Bhastrika-Atemübungen angesagt. Damit ich mit aufgespanntem Körper beginnen kann, stehe ich präzise, massiere meine Kniescheiben, verlängere dann

aus der Kniekehle den Unterschenkel nach unten, den Oberschenkel Richtung Becken, richte das Becken durch Diagonalatmung auf, mache die Sanduhratmung, öffne den Brustkorb und spüre die Spannweite meiner Arme, dehne die Halswirbelsäule, aktiviere den Kronenpunkt, öffne mit Goldfäden meine Augen, bewege die Zunge im Mund und bleibe dann mit ihr in der ›Männchenstellung‹, um meinen Rachenraum zu reinigen, die Willenskraft zu entfalten, die Gedächtniskraft und den Intellekt zu stärken (nach Reinhard Gammenthaler, dem berühmten Schweizer Yogi). Nach drei Sonnengrüßen, Umkehrstellungen und meiner Meditation genieße ich mein Frühstück.

Ob ich später im Zug, im Auto oder zu Fuß unterwegs bin, ob ich auf einer Holzbank unsere schöne Bergwelt bewundere oder in der Tonhalle Zürich ein Konzert genieße, ob ich beim Einkaufen an der Kasse warte oder am Computer sitze – immer kann eine Bauchnabelreise, eine Augen- oder eine Fußübung gemacht werden.

Komplimente zu Haltung, Ausstrahlung und Beweglichkeit erhalte ich viele. Persönlich realisiere ich: Meine Meditationshaltung ist klarer, stabiler, die Körperstellungen im Yoga sind ›leichter‹ und präziser, mein Alltag ist beschwingter. Der jetzige Lebensabschnitt begeistert mich – Lernen, Üben und ›Weitergehen‹ gehören zu meinem Leben. Ich hatte viele gute Lehrer in vielen Ländern, doch das ›Rüstzeug‹ für eine körperfreundliche Ausführung habe ich erst bei Benita Cantieni erhalten.«

B.G., 65, Luzern

Baumhüpfen mit links

»Ich hatte nie Probleme mit meinem Beckenboden. Inkontinenz, Urinverlust beim Niesen, Lachen, Husten – all das kannte ich auch nach zwei Geburten nicht. Trotzdem muss ich es sagen – nein, ich will es hinausrufen in die weite Welt: Das CANTIENICA®-Training hat mein Leben von Grund auf verändert und mich nichts weniger gelehrt, als dass ich mein Körper bin. Körper und Geist sind zwei Seiten ein- und derselben Medaille.

Ich habe immer sehr viel Sport gemacht, man kann sagen, exzessiv: Gerätetraining im Fitnessstudio, gerne auch mehrere verschiedene Kurse pro Tag, Jogging, Schwimmen und so weiter – in Verbindung mit einer über Jahre dauernden Essstörung eine gefährliche Dauerbelastung für meinen Körper. Ich erinnere mich an eine Situation vor gut 13 Jahren: Ich joggte damals regelmäßig mit einer Freundin auf einem Parcours durch den Wald, auf dem man alle 300 Meter an einem Turngerät vorbeikam. An einem Baumstamm, der auf dem Waldboden lag, sollte man sich seitlich daneben stellen und mit geschlossenen Füßen und Beinen aus dem Stand immer wieder darüber hüpfen. Meine Freundin begann, und es sah so leicht aus.

Die Füße berührten nur kurz und leicht den Boden, hopp war sie schon wieder auf der anderen Seite. Wie eine Gazelle! Dann war ich dran: Wie ein Elefant im Porzellanladen, so fühlte ich mich. Wumm – und der Boden bebte. Mit aller Kraft sammelte ich mein gesamtes Körpergewicht und wuchtete mich auf die andere Seite. Ich schaffte kaum zehn Wiederholungen und erntete den mitleidigen Blick eines vorbeilaufenden Joggers. Von Leichtigkeit damals keine Spur. Trotz täglichen Trainings und Muckis, von denen mancher Mann träumte!

Die Essstörung hatte ich dank Therapie bereits im Griff, als ich nach meiner zweiten Entbindung zum CANTIENICA®-Training fand, nicht aber die Selbstliebe, die Selbstakzeptanz. Das CANTIENICA®-Training kann mehr als Inkontinenz heilen, Gelenke befreien, einen um mindestens zwei Zentimeter wachsen lassen. Es führte mich zu einer gesunden Haltung mir selbst gegenüber. Zu einem Selbstbewusstsein, dessen Quelle man tief in sich mit Gewissheit spürt. Es hat nichts mit dem äußeren Bild zu tun – selbst wenn mir auch das heute deutlich besser gefällt als früher. Das Training führt auch zu mehr Leichtigkeit. Die Baumübung mache ich heute mit links!«

Claudia Brignola, 31 Jahre,
CANTIENICA®-Instruktorin, Berlin,

Freude am eigenen Körper

»Nach jeder CANTIENICA®-Lektion fahre ich aufgerichtet und beschwingt nach Hause, meist pfeifend oder singend auf dem Fahrrad, und verspüre Lust auf Bewegung und Freude am Leben. CANTIENICA® erdet, sammelt und zentriert mich, belebt mich gleichzeitig und schenkt mir Leichtigkeit. Die Konzentration auf die feinsten Nuancen im Körper vertieft meine Selbstwahrnehmung, was mich achtsamer werden lässt und mir Wohlgefühl schenkt.

Nach der ersten großen Anstrengung werden die Übungen für mich in der Regelmäßigkeit etwas leichter, und auch nach einer Pause erinnert sich mein Körper ans Vertraute und lässt sich voller Freude ein. Für mich eine wunderbare Methode, mit mir in Kontakt zu sein und mich zu stärken – auf verschiedenen Ebenen.«

T. M., 37, Thun CH

Register

IMPRESSUM

Bildnachweis:
Fotos Forster & Martin Fotografie, München
Illustrationen Ernst Gamper, Zürich: 27 re, 61, 69, 77, 78 oben, 85
Sandra Cantieni, Zürich: 25, 27, 36, 37, 45, 46, 53, 54, 78 unten, 96, 97, 105, 106, 114

Für die freundliche Unterstützung der Fotoproduktion danken wir: Nike men: www.nike.com; Nike women: über Silk Relations GmbH; Ombow (Die Meditationsbank Ombow ist zu beziehen bei www.ombow.de); Sport Scheck: gesehen bei Sport Scheck/www.sportscheck.com; Wellicious (www.wellicious.com).

Projektleitung: Dr. Harald Kämmerer
Redaktion: Susanne Nötscher
Bildredaktion: Tanja Nerger
Satz und Gestaltung: kreativsatz, Nadine Thiel
Innenlayout: Christian Martin Weiß
Umschlaggestaltung: Christian Martin Weiß
Herstellung: Timo Wenda
Druck & Bindung: TBB, a.s., Banská Bystrica

MIX
Papier | Fördert gute Waldnutzung
FSC® C022120
FSC www.fsc.org

Printed in Slovakia
Penguin Random House Verlagsgruppe FSC® N001967

ISBN 978-3-517-10323-5